肿瘤微创治疗健康指导

主　编：盖绿华　杨武威
副主编：赵方婵　翟红岩　薛凤珠　周染云
编　者：杨柳青　徐　宁　董　欣　章　景　刘志杰
祝宝让　李　静　谢桥生　周洁敏　孙继芳
蒋　静　王　岩　王燕青　乙苏北　郭庆玲
高　乐　李　丹　吴　琼

军事医学科学出版社
·北　京·

图书在版编目(CIP)数据

肿瘤微创治疗健康指导 / 盖绿华，杨武威主编.
—北京 : 军事医学科学出版社, 2014.10

ISBN 978-7-5163-0523-2

Ⅰ. ①肿… Ⅱ. ①盖… ②杨… Ⅲ. ①肿瘤–显微外科手术
Ⅳ. ①R730.56

中国版本图书馆CIP数据核字(2014)第235610号

出　版: 军事医学科学出版社
地　址: 北京市海淀区太平路27号
邮　编: 100850
联系电话: 发行部: (010) 66931049
　　　　编辑部: (010) 66931039
传　真: (010) 63801284
网　址: http://www.mmsp.cn
印　装: 中煤涿州制图印刷厂北京分厂
发　行: 新华书店

开　本: 850mm × 1168mm　1/32
印　张: 6.25
字　数: 159千字
版　次: 2015年1月第1版
印　次: 2015年1月第1次
定　价: 28.00元

前　言

21世纪，肿瘤已经成为威胁人类健康的重要疾病。随着科技水平的快速提高，新的治疗技术和治疗策略不断涌现，肿瘤治疗也逐步进入多元化、精确化、个体化的综合治疗时代。在诸多的治疗技术中，肿瘤微创治疗技术以其创伤小、有效率高、适应证广、可重复应用、可与多种治疗方法结合等优势，得到越来越多临床医生和广大患者的关注和认可。

以肿瘤血管性介入、微创消融、放射性粒子植入等技术为代表的肿瘤微创治疗，不仅是外科治疗的一个重要方向和有效的补充手段，也在肿瘤综合治疗体系中显示出越来越突出的临床作用，被称之为继手术、放疗、化疗之后的“肿瘤第四大治疗手段”。其中，微创消融治疗（包括射频消融、微波消融、氩氦刀冷冻消融、超声消融等），既可以像外科手术一样，把局部肿瘤彻底杀死，还可以把正常器官和组织保留下来，因而被誉为“特殊的外科手术”。超声消融（HIFU）治疗，也被称为“海扶刀”、“超声聚焦刀”，是目前唯一的非侵入性（无需开刀和穿刺）肿瘤消融治疗技术。我国在该领域的发展具有国际领先水平。军事医学科学院附属307医院自1999年国内首批开展此项技术以来，已经完成多种良恶性肿瘤和疾病的治疗3000余例，积累了一些经验和体会，取得了令人鼓舞的疗效。但是，对于新兴的肿瘤治疗技术，有很多人并不是很了解，包括适应证、禁忌证、术前及术后注意事项、配合治疗以及促进恢复的方法等。其中很多环节的管理涉及到微创手术的安全和有效性，也是临床围手术期工作中的重要内容，需要予以足够的重视并不断研究与完善。

《肿瘤微创治疗健康指导》围绕肿瘤微创介入治疗，简要介绍了一些相关知识。一方面结合我们十几年来的实践经验，从探寻规律、做好关键环节质量控制的角度出发，提出了一些临床常见问题的指导建议和处理方法；另一方面，也希望通过“健康指导”这一窗口，让更多人了解肿瘤微创治疗的方法和内容，为适宜做肿瘤微创治疗的患者及家属提供一些信息，选择以及配合治疗的方法，也能够为相关的医务工作者提供一些参考。

由于学识、经验有限，本书内容尚存在很多不足，恳请读者朋友们批评指正。

盖绿华

2014 年10月

目 录

第六章　海扶刀治疗肾癌

第七章　海扶刀治疗软组织肿瘤

第八章　氩氦刀治疗肺癌

第一章 海扶刀治疗原发性肝癌、转移性肝癌

目前肿瘤微创治疗的方法有哪些？

目前肿瘤微创治疗的方法主要有海扶消融术（又名海扶刀、聚焦超声消融术）、氩氦刀冷冻消融术、放射介入治疗、超声介入治疗、射频消融术、粒子植入术、微波消融治疗等。

什么是海扶刀？

“海扶刀”又叫“高强度聚焦超声刀”，是“高强度聚焦超声肿瘤治疗系统”的译称，英文缩写为“HIFU”，是指通过超声波聚焦的方式，实现消融治疗的一种方法，是一种不需要切开皮肤，不需要穿刺就可以杀灭体内肿瘤的技术。

什么是凝固性坏死？

“凝固性坏死”是一个医学术语，是指坏死组织发生凝固，变成灰白色或淡黄色、干燥、坚实的凝固体，组织结构的轮廓可保持较长时间。从形态上看，好像是鸡蛋煮熟以后完全凝固一样，能保持一定原有结构和形态，但是已经没有生命体的功能了。

海扶刀消融治疗为什么能使肿瘤组织发生凝固性坏死？

在生物体内发生凝固性坏死往往需要两个条件：一是组织脱水、坏死；二是组织的血液供应消失或是显著减少。在海扶刀消融治疗中，由于局部瞬间可以达到65~100℃的高温，蛋白质就被凝固了，使组织发生了脱水、坏死。与此同时，肿瘤血管（与正常血管结构不同）也被破坏，发生坏死、闭锁，造成肿瘤的血液供应消失，最终导致肿瘤凝固性坏死。

海扶刀消融治疗后肿瘤体积会立即缩小、消失吗？

海扶刀消融后，肿瘤体积一般不会立即缩小、消失，由于肿瘤组织发生凝固性坏死，其大体轮廓仍在，但此时的肿瘤已经没有活性了。经过一段时间后，坏死的肿瘤组织会被机体逐渐吸收、清除，有的可以完全吸收，最终消失；也有的不能完全吸收，会在体内留下一个瘢痕。凝固性坏死区吸收的速度与肿瘤部位、个体差异关系很大，有的需要几个月，有的甚至会持续好几年。

哪些疾病适合做海扶刀？

1. 肝脏肿瘤：肝脏良、恶性肿瘤。

2. 骨肿瘤：除颅骨和脊柱以外的原发性和转移性骨肿瘤。

3. 乳腺肿瘤：乳腺良、恶性肿瘤。

4. 胰腺癌：无黄疸的胰腺癌或经过减黄治疗后的胰腺癌。

5. 肾脏肿瘤：肾脏良、恶性肿瘤（有肾静脉和下腔静脉癌栓者除外）。

6. 软组织肿瘤：软组织良、恶性肿瘤。

7. 子宫肌瘤、子宫腺肌症。

8. 具有良好超声通道的腹膜后或腹、盆腔实体肿瘤。

哪些疾病不适合做海扶刀？

1. 含气空腔脏器的肿瘤，如肠道、胃等。

2. 中枢神经系统的肿瘤。

3. 治疗相关区域存在皮肤破溃或感染时。

4. 治疗相关区域接受过45Gy以上放疗时。

5. 超声治疗的通道中存在腔静脉系统栓子时。

6. 超声治疗的通道中存在显著钙化的动脉血管壁时。

7. 有重要脏器功能衰竭的患者。

8. 有严重凝血功能障碍的患者。

9. 不能耐受相应麻醉的患者。

10. 机械定位影像系统不能清晰显示的肿瘤。

海扶刀消融治疗有哪些优点？

1. 不开刀，不流血，不受肿瘤大小、形状限制。

2. 一般情况下采取一次性超范围治疗。

3. 术后恢复快，总体治疗费用低。

4. 可以激活免疫系统。

5. 无辐射、无化学损伤，不会出现放、化疗遇到的肿瘤不敏感问题。

6. 可以重复治疗，也可以实施有计划的分段治疗。

7. 对早期病变可以根治，对晚期病变可以姑息治疗，以有效减少肿瘤负荷。

8. 可以配合放疗、化疗等其他治疗手段，不会与其他治疗方法相冲突。

9. 对乳腺肿瘤（包括乳腺癌、乳腺纤维瘤）、骨肿瘤、子宫肌瘤的海扶刀治疗还具有保留乳房原有形态、保留肢体、保留子宫的优点。

何时为海扶刀治疗的最佳时机？

1. 化疗后的患者　化疗后肿瘤体积缩小、肿瘤周围水肿消退、肿瘤内血流明显减少、坏死液化吸收、边界清楚，白细胞恢复正常，肝肾功能无明显异常和凝血功能基本正常。

2. 介入治疗的患者　肿瘤血供明显减少，肿瘤内有明显凝固性坏死区，肿瘤有明显的缩小。

3. 未进行放化疗及介入治疗患者　择机行海扶刀治疗。

海扶刀治疗的体位原则是什么？

原则上选择肿瘤能被完全暴露，而且瘤深面距体表距离最近的体位。比如小腿正前方的肿瘤，治疗时一般选择俯卧位，而小腿正后方的肿瘤常选择仰卧位。

海扶刀治疗前需进行哪些常规检查？

1. 影像学检查：B超、CT、增强核磁共振（MRI）。

2. 病理及肿瘤标志物检查。

3. 一般情况检查：海扶刀治疗前应进行血常规、肝肾功能、出凝血功能、尿便常规等检查，了解患者一般情况。

海扶刀治疗后局部皮肤为什么要冷敷？

海扶刀治疗后局部皮肤可能会吸收一些热量，导致局部轻度肿胀、皮温升高、疼痛，因此治疗后需要冰敷6~8小时，达到降温、消肿、止痛的目的。

什么是原发性肝癌？

原发性肝癌是指肝细胞或肝内胆管细胞发生的肿瘤，其病死率在我国和其他部分地区有上升趋势，发病有年轻化趋势。由于肝癌起病比较隐匿，在就诊病例中，80%~90%患者已无法手术切除，手术后肝内复发率较高，我国是乙型肝炎的高发区，80%的患者合并有不同程度的肝硬化，肝脏储备功能差或已有肝功能失代偿，此类患者也难以耐受剖腹手术，单纯依靠外科手术难以提高肝癌的治愈率。

原发性肝癌的临床表现有哪些？

1. 症状　早期肝癌可无症状和体征，一旦出现典型的临床表现时，已属于中晚期肝癌。

（1）肝区疼痛：常为中晚期肝癌的首发症状。疼痛多位于右肋胁部或剑突下，初起多呈间歇性或持续性钝痛或刺痛。疼痛可时轻时重或一段时间内自行缓解，甚至或消失。疼痛多以夜间明显，有时需用镇痛剂。

（2）消化道症状：常表现为食欲减退、饭后上腹饱胀，恶心、呕吐或腹泻。

（3）消瘦与乏力：可能是肿瘤代谢产物引起机体生化代谢改变，进食减少所致，严重出现恶病质。

（4）发热：肝癌所致发热一般在37.5～38℃，偶尔可达39℃以上，呈不规则热型，多不伴寒战，午后发热较常见，发热可因肿瘤坏死或其他代谢产物引起。

（5）其他症状：牙龈、鼻出血及皮下瘀斑、水肿、腹水、腹胀等。

2. 体征

（1）慢性病容：患者入院时约半数有明显的慢性病容（少数可呈急性病容）。

（2）肝脏肿大：阳性体征中以肝脏肿大最具特征，几乎每个病例都有肝大。

（3）脾脏肿大：约1/3的患者伴有脾脏肿大，多数仅可扪及，少数亦可显著肿大至脐部以下。

（4）黄疸：20%的患者有黄疸，大多为轻、中度。

（5）其他：肝硬化的体征如腹水、腹壁静脉曲张、蜘蛛痣及皮肤黏膜出血等。

原发性肝癌的治疗手段有哪些？

1. 手术切除。

2. 肝动脉栓塞化疗（TACE）。

3. 局部消融治疗：海扶（HIFU）刀、氩氦刀、局部无水酒精注射、射频、微波。

4. 肝移植。

5. 放疗：伽马刀。

6. 中医中药治疗。

7. 化疗。

原发性肝癌容易引起哪些合并症？

1. 消化道出血。

2. 肝性脑病。

3. 肝癌结节破裂出血。

4. 继发感染。

原发性肝癌引起腹胀的原因是什么？

1. 胃肠道内存在过量的气体所致，当胃肠积气过多时，患者可感到腹部不适，表现嗳气、腹胀 。

2. 肝脾肿大或其他腹部器官肿大 。

3. 有腹水。

腹胀的时候应该注意什么？

1. 限制进食不易消化、易产气的食物：如土豆、豆类、洋葱、萝卜等蔬菜、碳酸饮料、牛奶等。

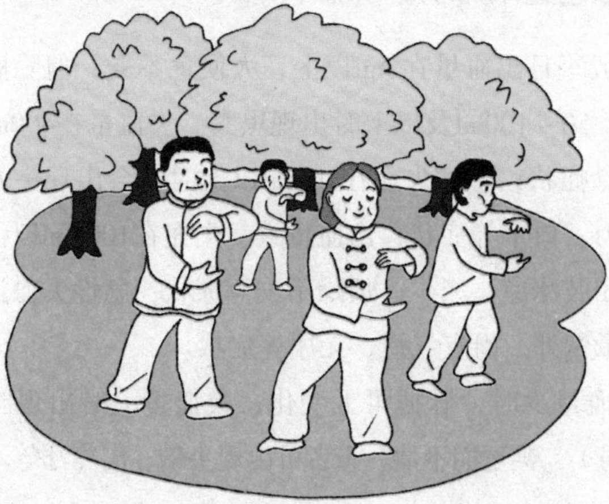

2. 少量多餐，多摄取蔬菜、糙米、富含纤维的食品。

3. 保持心情舒畅。不良情绪可能会使消化功能减弱，或刺激胃部造成过多的胃酸，造成腹胀加剧。

4. 轻度腹胀者，可做轻度的活动，如：散步，腹胀严重时，应卧床休息。

5. 注意锻炼身体。适当顺时针按摩腹部，可以帮助消化系统维持正常的功能。

引起消化道出血的原因是什么？

1. 凝血功能障碍。

2. 门静脉高压，导致胃黏膜血流减少，黏膜下层广泛水肿，黏膜缺血、缺氧、代谢障碍、胃黏膜屏障受损功能降低。

3. 食管胃底静脉曲张破裂出血。

4. 肝癌转移：直接浸润胃肠道黏膜血管，引起消化道出血。

5. 肝癌结节破裂引起的出血。

消化道出血的症状是什么？

1. 一般每日出血量在5ml以上，大便色不变，但隐血试验就可以为阳性，50～100ml及以上时出现黑粪。失血量在400ml以下时，一般无自觉症状；急性失血在400ml以上时，会出现头晕、心慌、冷汗、乏力、口干等症状；出血量大、失血在1000ml以上时，会出现晕厥、四肢冰凉、尿少、烦躁不安等症状；急性失血达2000ml以上时，除晕厥外，尚有气短、无尿等症状。

2. 出血量少时，脉搏可无变化，失血量大时出现脉搏快而弱（或脉细弱），甚至扪不清、患者可出现头晕、出冷汗等不适症状。

3. 出血量少时，血压可正常或稍升高，出血量大时，血压降低进入休克状态。

出现呕血了怎么办?

1. 及时呼叫医护人员。

2. 绝对卧床休息，减少活动。

3. 家属要保持冷静，安慰患者，保持情绪稳定。

4. 取平卧位，呕血时头要偏向一侧。

5. 帮助患者去除污染衣物，用清水漱口，去除口腔异味。

6. 呕血时应暂时禁食，病情平稳后遵医嘱开始进食，应进食温凉的高热量、高蛋白流食或半流食，避免进食生、冷、硬、热、辛辣、凉拌、粗糙等刺激性食物，注意细嚼慢咽，少食多餐。

7. 在家发生呕血应立即拨打120及时到医院就诊。

出现便血了怎么办?

1. 应暂时禁食。

2. 少量出血，可食流质饮食，如牛奶、豆浆、米汤、藕粉等。禁酒、烟、浓茶、咖啡。

3. 生活要有规律，避免过度劳累，睡眠应充足。

4. 保持情绪稳定，避免情绪紧张、激动。

5. 要减少活动，卧床休息。

6. 每次大便后要注意观察大便的颜色、量、形状，有异常及时告知医护人员。

7. 患者出现心慌、头晕、出虚汗等情况及时呼叫医护人员。

8. 患者在家发现便血时，应用盒子留取大便标本，并及时到医院就诊。

出现腹水时应如何处理？

1. 提供安静环境，减少活动，大量腹水者应取半卧位，绝对卧床休息。

2. 以高热量、高蛋白、高维生素及适量脂肪的饮食为原则;食物要新鲜可口，柔软易消化，无刺激性。

3. 禁酒禁烟，限制食用某些含钠高的食物，如酱菜、挂面、油条、虾皮等，不吃或少吃盐腌食品。

4. 限制水、钠的摄入，腹水患者，尤其是低蛋白血症所致者，应严格控制钠盐的摄入量，其次是水的摄入量。

5. 为了加速水分从肾脏的排出，以减少腹水，会应用利尿药物，应用利尿药物时注意观察并记录好尿量。

6. 为了缓解患者腹水引起的不适，医生会在腹部放置腹腔引流管将腹水引出来。

留置腹腔引流管应注意什么？

1. 引流管和引流袋应妥善固定，在患者变换体位时避免压迫、扭曲或因牵拉引流管而脱出。另外，还应避免或减少因引流管的牵拉而引起疼痛。

2. 引流管要保持通畅，若发现引流量突然减少，患者感到腹胀、伴发热时，应及时告知医护人员或及时到医院就诊。

3. 患者每日放出引流液量和引流速度应由医护人员操作，患者及家属不应擅自放引流液。

4. 注意观察引流液的颜色、量、气味及有无残渣等，准确记录24小时引流量。

5. 注意观察引流管周围皮肤有无红肿、皮肤损伤等情况。

6. 疼痛观察：引起患者引流口处疼痛常是引流液对周围皮肤的刺激，或由于引流管过紧地压迫局部组织引起继发感染或迁移性脓肿所致，这种情况也可能会引起其他部位疼痛，局部固定点的疼痛一般是病变所在。患者出现引流处疼痛应及时告知医护人员。

7. 腹腔引流袋放置位置应低于穿刺部位，防止引流液倒流，引起逆行感染。

8. 无菌引流袋需要定时更换，患者带管出院期间，更换引流袋时建议到就近医院由医护人员更换。无条件到医院进行更换的患者，自行更换引流袋时，应注意无菌操作，先消毒引流管口后再连接引流袋。

患者出现黄疸时应注意什么？

1. 注意个人卫生。

2. 经常修剪指甲，防止抓伤皮肤造成感染，避免碰撞。

3. 饮食多样化，以高热量、高蛋白、富含维生素、易消化的饮食为主。

4. 注意保护全身皮肤、黏膜，宜穿柔软、棉质内衣。

5. 避免用肥皂等刺激物擦洗全身皮肤。

6. 卧床休息，减少活动。

什么是肝性脑病？

肝性脑病又称肝昏迷。它是晚期肝病的严重并发症，是以代谢紊乱为基础，以意识改变和昏迷为主要表现的中枢神经系统功能紊乱的综合病症。

肝性脑病的分期及各期的表现是什么？

1. 一期（前驱期）　轻度性格改变和行为异常，可有扑翼样震颤。

2. 二期（昏迷前期）　以意识错乱、睡眠障碍、行为异常为主要表现。

3. 三期（昏睡期）　以昏睡和精神错乱为主，大部分时间患者呈昏睡状态。

4. 四期（昏迷期）　神志完全丧失，不能唤醒。

肝癌患者饮食应注意什么？

1. 禁止吸烟、饮酒。

2. 日常饮食要定时、定量、少食多餐。

3. 多吃含维生素A、C、E的食品，多吃绿色蔬菜和水果。

4. 特别推荐具有抗癌作用的食物，如芥蓝、包心菜、胡萝卜、油菜、植物油、鱼等。

5. 不吃发霉变质的饮食。

6. 坚持低脂肪、高蛋白质、清淡、易消化食物，如瘦肉、鸡蛋及酸奶、鲜果汁、鲜菜汁。

7. 避免进食坚硬、粗纤维、辛辣、过冷过热等刺激性食物。

肝癌患者行海扶刀手术对皮肤有要求吗？

海扶刀手术对皮肤要求很严格，一般要求治疗区皮肤完整无破溃、表面干净有弹性，皮肤表面无污渍、无毛发、无硬结、无结痂、无瘢痕等。

肝癌患者放疗后的皮肤能做海扶刀治疗吗？

是否能做海扶刀治疗，需要看放疗部位的皮肤情况，若放疗部位的皮肤完整、无破损、无硬结、无结痂时就可以做海扶刀治疗。

肝癌患者海扶刀的治疗过程有哪些？

1. 术前　常规实验室及影像学检查、治疗前超声定位、常规术前准备。

2. 术中　治疗定位、麻醉（也可不用麻醉）、手术治疗、术中实时监测、实时调整、生命体征监测。

3. 术后　观察、恢复性治疗、判断疗效。

肝癌患者海扶刀治疗有哪些并发症？

1. 皮肤灼伤。

2. 肿瘤破裂出血。

3. 继发感染、腹水。

4. 胆道损伤、胆道穿孔、胆汁性腹膜炎。

5. 肝肾功能障碍、胸腔积液。

6. 邻近脏器损伤、肺损伤、胃肠穿孔。

7. 腹膜炎、下肢肿胀。

8. 癌栓栓塞。

9. 上消化道出血。

10. 肝性脑病。

肝癌患者海扶刀治疗前需要哪些常规检查？

1. 影像学检查：包括B超、CT、增强核磁共振（MRI）。

2. 病理及肿瘤标志物检查。

3. 乙型、丙型肝炎相关检查。

4. 一般情况检查：海扶刀治疗前应进行血常规、肝肾功能、出凝血功能、尿便常规等检查，了解患者一般情况。

哪些原发性肝癌患者适合海扶刀治疗？

1. 早期肝癌　对于早期肝癌，海扶刀可以对肿瘤病灶进行超范围的热消融，从而能达到根治性治疗，相当于外科手术的根治性切除，治疗效果也比较理想。

2. 中晚期肝癌　对于部分单发或孤立的中期肝癌，无血管侵犯，无远处转移，可进行超范围的海扶刀治疗，以期望达到根治性治疗效果；对于病灶较大或者病变较多的情况，可以进行姑息性治疗，减少肿瘤负荷，延长患者生存时间，改善生活质量。

哪些肝癌患者不适合海扶刀治疗？

患者一般情况较差，已有恶病质、其他远处转移、合并其他严重疾病（严重心肺功能不全）以及病灶局部有感染者、估计生存期不超过3个月的患者不适合做海扶刀治疗。

海扶刀治疗原发性肝癌前需要哪些常规准备？

1. 治疗前需要复查一般情况，如血常规、出凝血功能、肝肾功能、血糖以及胸片与心电图。

2. 海扶刀手术前一晚22:00后禁食，治疗前4~6小时禁止饮水。

3. 备皮：海扶刀治疗前1天护士会将治疗区域的体毛剃净。

4. 脱气：海扶刀治疗前，要对治疗区域的皮肤进行脱气处理，防止在超声声压作用下产生小气泡，形成超声反射界面，损伤皮肤。

为什么肝癌海扶刀手术前需要肠道准备?

使肠道内容物排空，避免损伤肠道，所以治疗前需要做肠道准备。

为什么肝癌海扶刀手术前需要禁食、水?

1. 其目的是促进胃排空，防止患者在麻醉状态下发生呕吐，而此时患者呼吸道的保护性反射已基本消失，极易造成治疗中的误吸导致窒息危及生命，或者引起吸入性肺炎。

2. 治疗过程保护胃部，防止造成胃损伤。

海扶刀治疗肝癌一般选择什么体位?

要根据患者病灶部位的不同而选择不同的治疗体位。一般而言，肝右叶的肿瘤多选用右侧卧位；肝左叶的肿瘤多选择俯卧位；若为多个病灶，治疗完其中一个后，根据实际需要来调整体位。

肝癌患者做海扶刀手术时需要麻醉吗?

随着海扶技术的日益成熟，便于治疗过程中体位保持一致，减轻患者局部治疗的疼痛，提高患者耐受性，肝癌患者行海扶刀手术时一般选择全身麻醉。

哪些原发性肝癌患者进行海扶刀治疗时需要选择全身麻醉？

若肿瘤较大，估计治疗时间较长，患者无法耐受较长治疗时间，因此，为提高效率，常选择全身麻醉。肿瘤距离肝包膜较近（<3cm），治疗时可能会刺激肝包膜，引起较剧烈的疼痛，需选择全身麻醉。

哪些原发性肝癌患者进行海扶刀治疗时不需要选择全身麻醉？

若肿瘤病灶偏小（直径<3cm），血供不丰富，距离肝包膜>3cm，估计治疗时间不会太长，可以选择静脉镇静止痛。这样海扶刀治疗后患者恢复较快，并且大大降低了费用。

原发性肝癌患者海扶刀手术前患者需要准备哪些用物呢？

海扶刀手术前需要患者准备：冷热敷袋2个、一次性中单或浴巾1个、尿壶1个、550ml矿泉水4瓶。

原发性肝癌患者口服导泻剂的注意事项是什么？

1. 护士会为患者配好口服导泻剂。

2. 术前1日晚19:00开始口服导泻剂。

3. 要求2个小时内缓慢口服导泻药，防止过快引起恶心、呕吐，如出现呕吐情况时请及时告知护士。

4. 服药后尽量下床活动，促进肠蠕动。

5. 服药后适量饮水（1000ml左右）。

6. 服药后排便，请及时告知护士进行观察，大便要求呈无渣、清水样。

7. 若有心慌、头晕请及时告知护士，可口含糖块或巧克力，必要时给予补液。

为什么海扶刀术后全麻患者需要取去枕平卧位?

术后患者取去枕平卧位是为了更好地保持呼吸道通畅，防止舌后坠引起的呼吸道梗阻，避免呕吐物误吸，导致患者窒息。

海扶刀治疗原发性肝癌术后，家属或陪护需要观察什么?

1. 海扶刀治疗后，全麻的患者要去枕平卧6~8小时，患者打呼噜时及时叫醒。

2. 治疗区皮肤要用冰袋间歇性冷敷数小时。

3. 患者治疗区疼痛时要及时告知医护人员。

4. 术后第一次排便后注意观察大便的颜色是否正常。

5. 术后第一次下床活动时动作一定要缓慢。

6. 术后禁食、水。

7. 患者出现躁动时，给予约束带进行保护性约束，家属及陪护不能调整约束带。

原发性肝癌患者行海扶刀手术后什么时候可以吃饭、喝水?

一般术后不能进食，待胃肠功能部分恢复，肛门开始排气，医生听诊到肠鸣音后，通知患者从流食逐渐恢复至正常饮食。

海扶刀手术后治疗区皮肤如何进行冷敷？

1. 冰袋不要直接接触皮肤，外面一定要包裹一层干毛巾，防止引起局部皮肤冻伤。

2. 冰袋不要长时间敷在一个部位，要进行间歇性冷敷，即用冰袋敷在术区15~20分钟，间歇20分钟后再冷敷15~20分钟，再间歇20分钟，如此反复即可。

3. 冰袋融化后要及时更换，否则影响冷敷效果。

4. 冷敷要达到一定时间，无特殊情况一般冷敷24~48小时。

原发性肝癌患者海扶刀术后会损伤治疗区皮肤吗？

一般对治疗区皮肤无损伤，但如果患者治疗区皮肤条件不好，如：治疗区以往有手术瘢痕，治疗区做过放疗、皮肤弹性差、有硬结、皮下脂肪过厚等，在治疗中可能引起皮肤损伤，这种损伤一般通过处理均可恢复。

原发性肝癌患者海扶刀术后一旦发生皮肤损伤如何处理？

海扶治疗发生的皮肤损伤几率很低，一旦发生皮肤损伤可根据损伤程度采取不同的处理方法：

（1）表皮发红无水疱需要进行冷敷。

（2）表皮发红有小水疱时对局部皮肤进行冷敷即可自行吸收，有大水疱时需要局部消毒，用无菌注射器将水疱内液体抽出，再对局部皮肤进行冷敷。

（3）治疗区皮肤有破损时需要对局部皮肤进行消毒、无菌敷料覆盖，再对局部皮肤进行冷敷。

（4）治疗区局部组织出现坏死时，需要行手术治疗。

（5）治疗区皮肤损伤时，避免刺激局部皮肤，结痂时自然脱落。

原发性肝癌患者海扶刀术后患者为什么会出现烦躁不安？

患者术后出现烦躁不安，是由于海扶刀术中使用药物引起的，一般会自行恢复。

原发性肝癌患者海扶刀术后出现疼痛怎么办？

海扶刀治疗后大多数患者术区和治疗区都会有轻微的疼痛，一般都可以耐受，不需要处理。如果患者疼痛不能耐受时，请及时告知医护人员，给予止痛处理。

原发性肝癌患者海扶刀术后出现皮肤发热、肿胀怎么办？

海扶刀治疗后局部治疗区皮肤发热、肿胀属于正常现象，只要给予局部间歇性冷敷就可以缓解症状。

原发性肝癌患者海扶刀术后出现发热的原因是什么？

术后出现发热的主要原因是由于肝脏肿瘤病灶坏死产生的一种吸收热。临床上发热的原因分为感染性发热和非感染性发热。吸收热即属于非感染性发热，一般表现为：在术后三天内无感染条件下，傍晚时体温会升高，但低于38.5℃，3日后可自行恢复。

原发性肝癌患者海扶刀术后出现发热如何处理?

1. 注意观察患者的体温变化，如出现体温升高时，请及时告知医护人员。

2. 体温<38.0℃，给予物理降温，如酒精擦浴、温水擦浴。

3. 体温>38.5 ℃，遵医嘱会给予药物降温。

4. 患者在降温过程中出汗较多，应注意补水、保暖、及时更换病号服。

原发性肝癌患者海扶刀术后会出现黄疸吗?

一般术后不会出现黄疸，部分患者可能会由于胆红素代谢障碍时血浆胆红素浓度增高，引起巩膜、皮肤、黏膜、体液等黄染。

原发性肝癌患者海扶刀治疗后为什么要进行保肝治疗?

虽然海扶刀不会造成正常肝组织的大量损伤，但还会对肝功能造成一定程度的影响，因此治疗后常规进行保肝治疗。

原发性肝癌患者海扶刀术后出现酱油色尿液怎么办?

海扶术后出现酱油色尿时，请不要紧张，应告知医务人员留取尿标本进行检查。

原发性肝癌患者海扶刀术后什么时候可以拔除胃管?

术后待患者病情稳定，无明显腹胀，肠蠕动恢复和肛门排气后可遵医嘱拔出胃管。

为什么拔除胃管前要做潜血试验？

拔除胃管前做潜血试验的目的是为了判断消化道（胃部）有无出血。

原发性肝癌海扶刀术后什么时候可以下床活动？活动时应注意什么？

一般术后第二天即可下床活动，活动时动作需要缓慢，不能剧烈活动。

海扶刀手术后怎么统计尿量？

一般手术回到病房后开始统计，患者每次排尿后要告知护士，直至次日早晨7:00为止。

海扶刀手术后如何做好各种导管的防护？

1. 各种引流管应妥善固定，患者改变体位时防止扭曲、打折，避免脱落。

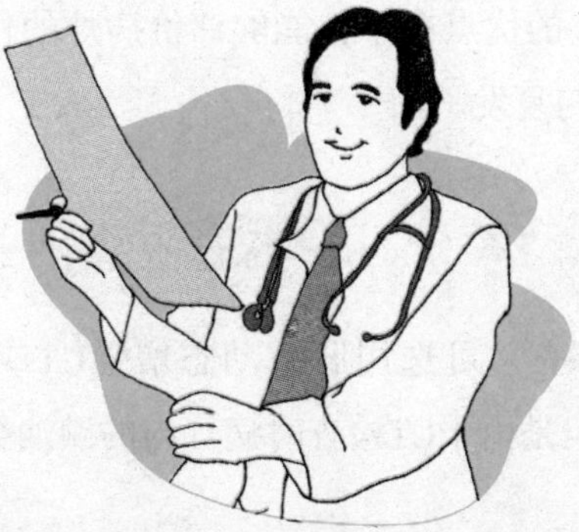

2. 保持各种引流管引流通畅。

3. 注意观察引流液的颜色、性质、量，若有异常及时告知医务人员。

4. 留置胃管时，保持口腔清洁，留置尿管时，保持尿道口清洁。

5. 留置尿管者，活动时尿袋应低于耻骨联合，防止逆行感染。

原发性肝癌患者海扶刀手术后如何进行康复锻炼？

1. 康复锻炼应由简到繁，循序渐进。

2. 卧床不起的患者，可选择按摩，病情好转能起床后，改散步、慢跑、打太极拳、习剑、气功等活动项目。

3. 要注意锻炼时间和强度，单次锻炼时间不要太长，强度不能太大，运动量以不感到疲劳为宜。

原发性肝癌患者海扶刀术后多长时间复查？

一般于海扶刀治疗后1个月进行增强核磁共振（MRI）检查，结果可以发现，治疗区域成为一个无血供的凝固性坏死区。结果条件能够允许的话，也可以采用PET-CT检查，但是需要选择专门检测肝癌的同位素示踪剂，因为示踪剂的PET-CT不太适合肝癌的检查。PET-CT检查的优点在于：能够评价病灶的代谢情况，了解肿瘤病灶有无残留与复发。

原发性肝癌海扶刀手术后复查内容是什么？

1. 影像学检查　可选用肝脏动态增强CT或核磁共振的检查（MRI）检查，但是由于CT检查时病灶内的碘油会对评价造成一定的影响，因此最好选择MRI检查。

2. 肿瘤标志物水平　对于部分患者，定期检测血清甲胎蛋白（AFP）可以动态监测肿瘤情况。

原发性肝癌海扶刀术后出现下列症状时怎么办？

海扶术后如果出现发热（高热持续不退）、腹痛、腹胀加重、黄疸、呕血、便血、意识障碍、性格改变、行为异常等症状时要及时就医。

哪些肿瘤容易转移至肝脏？

容易转移至肝脏的肿瘤有胃癌、胆囊癌、食管下段癌、胰腺癌、肾上腺癌、结肠癌、子宫内膜癌、卵巢癌、前列腺癌、膀胱癌等。

哪些转移性肝癌适合做海扶刀手术？

1. 原发性肿瘤已经手术切除（胃肠道、乳腺），出现肝脏的孤立转移灶。

2. 原发性肿瘤已经手术切除或已局部放疗灭活，发现肝脏及其他部位的转移，转移灶为非弥漫性的，若不进一步治疗将影响患者肝功能。

3. 原发性肿瘤发现时就已晚期，出现肝脏及其他部位的转移，且肝脏灶较大但孤立或病灶数小于3个。

4. 对于晚期肿瘤多发性肝转移的患者。

哪些转移性肝癌不适合做海扶刀手术？

患者一般情况较差，已有恶病质、其他远处转移，合并其他严重疾病（严重心肺功能不全）以及病灶局部有感染者，估计生存期不超过3个月者。

海扶刀治疗肠癌肝转移有哪些优势？

1. 对于孤立、数目较少的病灶，可以实现肿瘤的超范围消融，达到外科根治切除的效果。而海扶刀治疗具有不开刀、不流血、损伤小、术后恢复快、整体费用低等优点。

2. 海扶刀治疗不穿刺、不开刀，避免了由于创伤引起肿瘤经血液播散的危险。

3. 对于数量较多、体积较大而不能完全消融的肿瘤病灶，海扶刀治疗可以进行部分肿瘤的消融，从而大大减轻肿瘤负荷，配合其他治疗手段，能够延长患者生存期、改善症状。

肝转移患者做海扶刀还有意义吗？

既往认为肿瘤一旦转移到肝脏就意味着进入晚期，不再适合手术等局部治疗。但是最新的临床研究证明，对于结肠癌或直肠癌，即使出现了肝脏转移，通过系统治疗并配合手术切除，仍有可能获得长期生存及治愈。这样的患者包括：肝脏的转移病灶只有一个（直径≤5cm），或者转移灶小于3个，每个直径不超过3cm。所以，肝转移患者做局部治疗（海扶刀）是有意义的。

第二章
海扶刀治疗胰腺癌

什么是胰腺癌？

胰腺癌是指发生于胰头、胰体、胰尾等胰腺外分泌系统中的恶性肿瘤，在胰腺恶性肿瘤中还有胰腺肉瘤。胰腺癌是较为常见的恶性肿瘤，多见于男性。

胰腺癌的发病原因是什么？

胰腺癌的病因至今不是十分清楚，目前认为与吸烟、饮酒、遗传、不良的饮食习惯、糖尿病、胰腺炎以及致癌物质如亚硝胺等因素有关。

胰腺癌的临床症状有哪些？

1. 腹痛　是胰腺癌患者最常见的症状。腹痛可为间歇性，但多数呈持续性，可饭后加重。中、晚期胰腺癌患者，其腰背部疼痛常与体位有关，常在仰卧时加剧，前倾、弯腰或侧卧时稍有缓解，患者夜间往往不敢平卧。

2. 黄疸　主要见于胰头癌患者。

3. 消化道症状　食欲缺乏、消化不良、恶心、呕吐、腹泻、便秘或者黑便等症状都常有发生。

4. 消瘦　体重减轻也是胰腺癌患者的常见症状。

5. 发热　临床上可表现为低热、高热、间歇热、不规则热等。

6. 血栓性静脉炎表现　常发于下肢，表现为局部红、肿、痛等可扪及条索状硬块。

7. 症状性糖尿病表现　在一些患者中，症状性糖尿病可能在上述各种症状出现前2~3个月出现，也会出现原来控制较好的糖尿病无特殊原因突然加重。

8. 精神症状　部分患者可能有焦虑、抑郁、失眠、个性改变、神经、精神障碍等。

为什么胰腺癌会导致人体消瘦？

1. 胰腺是人体重要的消化器官，发生肿瘤会影响胰液的分泌，从而导致食物的营养无法正常吸收。

2. 胰头部的肿瘤压迫胆管，影响胆汁的分泌和肝脏功能，也影响营养物质的吸收和利用。

3. 长大的肿瘤挤压周围的胃肠道，影响进食。

4. 肿瘤本身消耗较大。

5. 胰腺癌患者腹痛和腰背部疼痛剧烈，影响患者精神和休息。

哪些人易患胰腺癌？

高危人群是流行病学调查以及预防工作的重点。但目前胰腺癌高危人群的定义还没有达成共识，而且由于近年来发病情况的变化，比如发病患者人群的年轻化趋势，使得一些传统上认为的高危人群范围扩大。50岁以上，长期吸烟、饮酒，有“三高”饮食习惯，以及慢性胰腺炎等传统上认为的高危人群应该高度重视，但这些人群以外者并不意味着可以高枕无忧。

如何预防胰腺癌？

每个人都应该关注自己的健康，30岁以上者至少要坚持每年一次的例行体检。一旦出现腹胀、腹痛、发热，甚至有糖尿病、胰腺炎、体重下降等症状，应该马上去专科医院检查。争取早期发现，早期诊断，早期治疗。此外，应该努力戒掉不良生活方式，提倡健康的饮食习惯和身体锻炼，保持积极乐观的心态，这些都能明显降低包括胰腺癌在内的多种肿瘤性及非肿瘤性疾病的发生。

哪些胰腺癌适合做海扶刀手术？

1. 不愿手术切除者。

2. 手术不能切除者。

3. 患者一般情况尚可，预计生存期大于3个月者。

4. 海扶刀机载超声能清楚显示病灶者。

5. 无明显梗阻性黄疸者。

6. 无感染者。

哪些胰腺癌患者不适合做海扶刀手术？

1. 行胆肠吻合内引流术者，上腹腔结构改变，超声对病灶显示不清楚。

2. 胰腺癌手术后患者，手术区有金属异物或其他医用植入物，在治疗过程中会吸收能量，损伤周围脏器。

3. 梗阻性黄疸患者，如在行胆道内支撑管引流或胆囊造瘘外引流的情况下，则可行海扶刀治疗。

4. CT检查提示超声治疗通道上的大血管有钙化，海扶刀治疗过程中钙化灶吸收能量较多，有可能导致血管破裂出血。

5. 影像学检查提示肠系膜上血管被肿瘤包裹或压迫或侵犯，伴肠系膜上静脉远端明显扩张者。

6. 病人存在感染而未得到控制者。

海扶刀治疗胰腺癌的优势是什么？

1. 对于早期胰腺癌来说，海扶刀可以对病灶进行超范围的“热消融”，达到外科完整切除的效果，并且损伤小、恢复快，同时又避免了因手术引起肿瘤医源性播散的危险。

2. 对于中、晚期胰腺癌目前缺乏有效的治疗手段，而胰腺肿瘤对温度比较敏感，海扶刀治疗能够有效地杀灭肿瘤组织，减轻肿瘤负荷。

3. 能够有效地减轻患者腰背部疼痛，提高患者生存质量。

胰腺癌海扶刀术后有哪些并发症？

海扶刀治疗胰腺癌的并发症相对较少，可能的并发症包括皮肤损伤、疼痛，部分患者出现低热、乏力、淀粉酶的一过性增高、腹腔积液等，此类并发症一般无需特殊处理，能够自行缓解。若出现黄疸持续不退、疼痛持续加重且未见缓解时，告知医务人员给予处理。

海扶刀治疗胰腺癌后疼痛会缓解吗？

胰腺癌患者腰背部剧烈疼痛是由于肿瘤组织侵犯了腹腔神经丛所致，而海扶刀可以较容易地破坏胰腺后方的腹腔神经丛分支，从而控制这种顽固性疼痛。临床研究证明，70%的患者经海扶刀治疗后，疼痛明显减轻，减少了止痛药用量甚至不用止痛药。

海扶刀治疗胰腺癌手术前需要做哪些准备?

1. 治疗前进行严格的肠道准备。

2. 备皮：治疗前1天要剃光治疗区域的体毛。

3. 治疗前要对治疗区的皮肤进行脱脂脱气。

4. 放置胃管、尿管。

5. 留置静脉留置针。

6. 治疗前定位。

海扶刀治疗胰腺癌前为什么要留置胃管?

因胰腺与胃关系密切，治疗过程中可经胃管注入凉生理盐水或脱气水，以免对胃造成损伤。同时，放置胃管可以有效地达到胃肠减压作用，减少胃肠气体对海扶刀手术的干扰。

海扶刀治疗胰腺癌前如何进行体位训练?

海扶刀治疗是在超声引导下进行的，治疗时的精确性很高，要求患者不能随意活动身体，有的患者海扶刀治疗时间比较长，采取的又不是全身麻醉，一个人长时间处于一种体位，特别是俯卧位，有时不能耐受。所以为了在治疗过程中患者能更好地配合治疗，使治疗达到预期的效果，在治疗前，对于体弱、非全身麻醉、治疗时采取俯卧位的患者，需要进行体位训练，并把每次耐受的时间和不适告知护士或医生。

海扶刀治疗胰腺癌前为什么要胃内注水?

1. 保护胃黏膜。

2. 局部降温。

3. 显示病灶部位。

为什么胰腺癌患者会出现腰背部疼痛？

由于胰腺的位置特殊，胰腺肿瘤常侵犯腹腔神经丛，可出现持续性腰背部疼痛，严重影响患者生存质量。

胰腺癌患者海扶刀术前为什么要进行严格的肠道准备？

因为胰腺与肠道关系密切，而肠道是空腔脏器，在超声传导过程中是一个反射界面，容易造成损伤。因此需要进行严格的肠道准备，使肠道内容物排空，在治疗过程中使声通道上的肠道容易被压扁、推走，避免损伤。

胰腺癌患者做海扶刀手术需要麻醉吗？

需要麻醉。海扶刀治疗胰腺癌一般选择全麻，随着临床经验的丰富及技术的成熟，全麻手术可提高患者对疼痛及术中不适症状的耐受性，能够确保手术的顺利进行。

胰腺癌患者海扶刀术后何时拔出留置的胃管？

术后患者病情稳定，恢复较好，无明显腹胀，肠蠕动恢复和肛门排气后、胃液潜血试验阴性时，可遵医嘱拔出胃管。

胰腺癌患者出现恶心、呕吐怎么办？

1. 创造一个安静、舒适的休养环境。

2. 卧床休息，给予侧卧位头偏向一侧，防止发生误吸。

3. 保持口腔清洁无异味，呕吐后及时用清水漱口。

4. 鼓励患者进食高热量、高蛋白质、富含维生素、低脂肪、清淡易消化的食物。

5. 观察呕吐物的颜色、性质、量，告知医务人员，必要时给予止吐药。

出血性坏死性胰腺炎有哪些症状？

1. 腹痛、腹胀、恶心、呕吐症状加剧。

2. 高热持续不退、腹膜炎范围增宽。

3. 黄疸、神志模糊和谵妄。

4. 高度腹胀、血性或脓性腹水。

5. 两侧腰部或脐周出现青紫、瘀斑。

6. 胃肠出血、休克甚至出现急性呼吸窘迫综合征、弥散性血管内凝血、急性肾衰竭。

胰腺癌患者海扶刀术后为什么要经常查CA19-9？

对于相当一部分胰腺癌来说，CA19-9具有很高的特异性，其高低能够在一定程度上反映患者体内的肿瘤负荷。海扶刀手术后复查CA19-9，与海扶刀治疗前对比，能够间接对海扶刀的治疗效果进行评价。

胰腺癌患者海扶刀术后需要观察什么？

1. 观察治疗区皮肤情况，有无红肿、水疱、破损。

2. 观察患者治疗区疼痛情况有无改变。

3. 观察患者有无恶心、呕吐。

4. 观察患者有无发热、黄疸。

5. 观察各种引流液（尿液、胃管引流液）的颜色、性质和量。

胰腺癌患者海扶术后饮食需要注意什么？

饮食宜清淡易消化、低脂肪饮食，少吃多餐，忌暴饮暴食、饮食过饱，蛋白质、糖也要适当控制。忌油腻性食物及高动物脂肪食物，戒烟、酒，避免辛辣刺激性、霉变、油煎炒炸、烟熏、腌制食物，忌坚硬和黏滞不易消化食物。

为什么胰腺癌患者会有比较严重的黄疸？

主要见于胰头癌的患者，由于肿瘤不断增大，压迫了胆道，导致胆汁无法排出，因此会出现比较严重的黄疸。

海扶刀治疗胰腺癌后皮肤损伤怎么办？

海扶刀治疗发生的皮肤损伤几率很低，一旦发生皮肤损伤可根据损伤程度采取不同的处理方法。

（1）表皮发红无水疱需要进行冷敷。

（2）表皮发红有小水疱时对局部皮肤进行冷敷即可自行吸收，有大水疱时需要局部消毒，用无菌注射器将水疱内液体抽出，再对局部皮肤进行冷敷。

（3）治疗区皮肤有破损时需要对局部皮肤进行消毒、无菌敷料覆盖，再对局部皮肤进行冷敷。

（4）治疗区局部组织出现坏死时，需要行手术治疗。

（5）治疗区皮肤损伤时，避免刺激局部皮肤；结痂可自然脱落。

海扶刀治疗胰腺癌术后留置胃管患者及陪护需要注意什么？

1. 每日用棉棒蘸水清洁鼻腔。

2. 固定胃管的胶带松动时，请及时告知护士进行更换。

3. 鼻胃管外露部位应当妥善放置，免得牵拉、滑脱。

4. 每日注意鼻胃管刻度，若有脱出，应通知医务人员处理。

5. 每日清洁口腔，以棉签清洁口腔；鼓励患者刷牙漱口，养成良好的卫生习惯。生活不能自理的患者或昏迷的患者给予口腔护理。

6. 注意观察胃液的颜色、性质、量。

胰腺癌患者海扶刀术后怎样观察胃液？

注意观察胃液的颜色、性质、量，胃液正常颜色为透明色液体，若出现咖啡色液体时，请及时告知医务人员，必要时留取胃液做隐血试验。

胰腺癌患者海扶刀术后为什么要用止疼泵？

海扶刀术后使用止疼泵主要是为了减轻患者痛苦。止疼泵止疼作用快，患者不需要过多的注入止疼药，相对于其他方式，止疼泵能够使患者使用更少的止疼药而达到止痛效果。

胰腺癌患者海扶刀术后如何正确使用止疼泵？

海扶刀术后的止疼泵是由麻醉师根据患者的病情调整给药速度，家属不能随意调整给药速度，如果疼痛得不到有效的控制时，请及时告知医护人员给予调整。

胰腺癌患者海扶刀术后什么时候可以吃饭、喝水？

海扶刀治疗胰腺癌患者术后常规禁食、留置胃管48~72小时，待胃肠功能逐渐恢复，无腹痛症状，肛门开始排气、排便后，大便潜血试验阴性时，才能进食。刚开始进食流食，逐渐过渡恢复到正常饮食。

胰腺癌患者海扶刀术后有哪些注意事项？

1. 注意休息，避免剧烈活动。

2. 保证足够的营养需要，同时避免刺激性、油腻食物，少食多餐。

3. 平时注意血糖的变化。

4. 如果出现黄疸加剧、腹胀、腹痛加剧、发热、黑便、黏膜出血等现象时应及时就医。

胰腺癌患者海扶刀术后复查时间、复查内容如何安排？

1. 影像学检查：一般于海扶刀治疗后1个月进行增强核磁共振（MRI）检查，或增强CT检查。

2. 海扶刀治疗后2~4周，复查肿瘤标志物CA19-9水平。

第三章 海扶刀治疗子宫肌瘤、子宫腺肌症、子宫腺肌瘤

什么是子宫肌瘤？

子宫肌瘤是一种女性生殖系统中常见的良性肿瘤，好发于30~50岁的妇女，以40~50岁最多见。它主要由于子宫平滑肌细胞增生而成，其间有少量纤维结缔组织。据资料显示，35岁以上的妇女40%以上有子宫肌瘤，但多数患者因肌瘤小、无症状，而未能发现。

子宫肌瘤的分类？

1. 按肌瘤所在部位　宫体肌瘤、宫颈肌瘤。

2. 按肌瘤与子宫肌壁的关系　肌壁间肌瘤、浆膜下肌瘤、黏膜下肌瘤。

子宫肌瘤有哪些症状？

1. 月经量增多，经期延长为最常见症状。

2. 下腹部包块。

3. 压迫症状：尿频、排尿困难或大便秘结、下腹坠痛等。

4. 阴道断续流血或脓血性白带。

子宫肌瘤的发病原因是什么？

发病原因不是很明确，但是与雌激素的长期刺激有关，现代医学认为，子宫肌瘤的发生与雌二醇（E2）有关，雌二醇（E2）是肌瘤生长的重要因素。

子宫肌瘤会恶变吗？

国内资料显示0.4%~0.8%的子宫肌瘤有肉瘤变可能。如肌瘤在短期内迅速增大或伴不规则阴道流血者，应考虑肉瘤变的可能；若绝经后肌瘤增大，更应警惕发生恶变。

子宫肌瘤切除会影响内分泌功能吗？

子宫不仅仅是一个生育器官，且具有复杂的内分泌功能。子宫全切术有可能引起卵巢功能衰退，性激素分泌失调，导致闭经、血脂代谢异常、全身免疫功能紊乱。

子宫肌瘤会影响妊娠吗？

浆膜下肌瘤一般不影响受孕，但当肌瘤压迫输卵管或使之扭曲，影响输卵管的正常功能，或肌瘤导致宫腔变形妨碍受精卵着床时可引起不孕；黏膜下肌瘤引起子宫内膜感染可引起不孕；肌瘤并发子宫内膜增生时，也可能引起不孕。

子宫肌瘤会影响分娩吗？

子宫肌瘤患者若能受孕，有时可因供血不足或宫腔变窄而妨碍胎儿发育，引起流产及早产。当妊娠足月时，还可因宫腔变形至胎位不正，且肌瘤可妨碍宫缩，引起难产及产后出血等。

子宫肌瘤会引起疼痛吗？

疼痛比较少见，除因盆腔神经受压有疼痛外，带蒂的黏膜下肌瘤在宫腔内引起宫缩而产生疼痛，当肌瘤阻塞宫颈管，妨碍经血外流，可引起痛经。当带蒂的浆膜下肌瘤发生蒂扭转或发生于妊娠子宫肌瘤红色变性或感染时，均可引起较剧烈腹痛。

海扶刀如何治疗子宫肌瘤

海扶刀是一种新的非侵入性（不开刀、不穿刺）治疗子宫肌瘤的局部物理治疗手段，它通过从体外将高强度超声聚焦在体内的肌瘤内，依靠焦点区域高强度超声产生的高温、空化效应等机制，使肌瘤组织凝固性坏死，以达到局部灭活肌瘤的目的，阻止肌瘤的进一步增长。坏死组织可逐渐被吸收或纤维化，使肌瘤萎缩变小，从而达到减轻或缓解由肌瘤引起的相应的症状的目的。

海扶刀治疗子宫肌瘤有什么优点？

1. 不开刀、不穿刺、不流血、痛苦小。
2. 保留子宫，不影响内分泌功能，保留子宫原有的各种功能。
3. 对正常组织、脏器损伤小。
4. 术后恢复快。
5. 不需要麻醉。
6. 多发肌瘤及再发肌瘤可多次重复治疗。

哪些子宫肌瘤适合做海扶刀手术?

1. 通过病史、症状、体征、超声、核磁共振等临床依据已经被确诊为子宫肌瘤的患者。

2. 机载超声能显示和有适合声通道的子宫肌瘤，包括肌壁间子宫肌瘤、浆膜下子宫肌瘤和黏膜下子宫肌瘤。

3. 浆膜下和黏膜下子宫肌瘤不带蒂者。

哪些子宫肌瘤不适合做海扶刀手术?

1. 下腹部曾予以大剂量放疗，皮肤条件差。

2. 妇科检查及影像学检查怀疑有盆腔内组织、器官粘连。

3. 宫颈子宫肌瘤。

4. 俯卧位时，子宫肌瘤或增大的子宫仍压迫直肠者。

5. 月经期、哺乳期、孕期。

6. 有未被控制的其他妇科疾病。

7. 治疗前3个月内，子宫肌瘤曾接受其他局部治疗，如经皮穿刺射频、微波或冷冻等治疗以及经皮穿刺动脉插管栓塞治疗等。

8. 海扶刀设备上的机载超声不能显示的子宫肌瘤。

9. 经过各种辅助方法处理仍没有足够声通道的子宫肌瘤。

10. 患有严重疾病（如心脏病、不能控制的糖尿病、脑血管病等）或一般状态较差，无法耐受治疗的。

子宫肌瘤患者海扶刀术前需要哪些准备?

1. 肠道准备：即治疗前三天开始，进食清淡少渣饮食或胃肠道营养剂。治疗前24小时进清流质饮食，治疗前一天下午服用导泻剂，晚上10点以后禁食水，治疗当天早晨大便要求呈无渣、清水样，大便不符合要求者需要给予甘油灌肠。

2. 告知患者在治疗过程中可能出现的反应以及向医生表达的方式，使治疗过程中患者的感受能正确地向医生反映。

3. 治疗前腹部备皮、脱脂脱气，当日禁食，并留置导尿管。

4. 海扶刀术前患者进行体位训练、膀胱训练。

5. 术前若有发热、上呼吸道感染、月经来潮等，要及时报告医生。

子宫肌瘤患者海扶刀术中如何与手术护士进行沟通？

由于海扶刀手术要求患者术中不能随意移动身体，为了术中更好与医护人员沟通，术前要进行手势训练，如果在手术时患者感到治疗区（腹部）疼痛时要伸食指表示，治疗区以外的部位疼痛时要伸大拇指表示，手术护士会根据患者的手势告知手术医生并进行处理。

子宫肌瘤患者海扶刀手术需要麻醉吗？

不需要。只需静脉内给予镇痛剂和镇静剂，使治疗在止痛、镇静状态下经全程聚焦超声治疗系统按照治疗计划单次完成海扶刀治

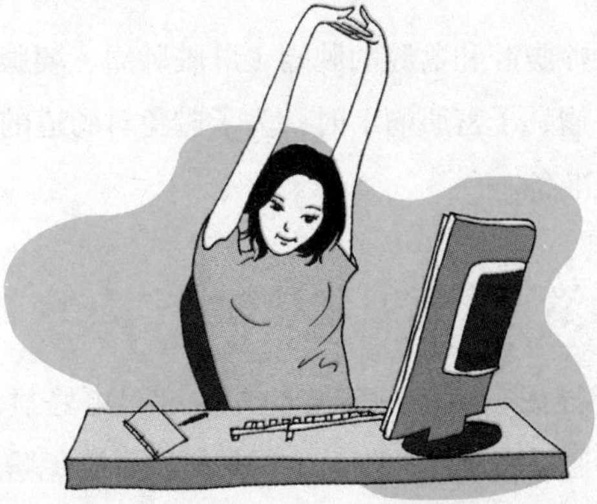

疗。在治疗过程中，控制镇静止痛药物剂量，使患者始终保持能与医生进行沟通的状态，减少与麻醉相关并发症及邻近脏器损伤的危险。

子宫肌瘤患者海扶刀术前需要哪些用物准备？

患者需要准备一次性中单或浴巾1条、干毛巾两条、550ml矿泉水4瓶、冷热敷袋2个。

子宫肌瘤患者海扶刀术前为什么要进行膀胱训练、体位训练？

1. 海扶刀术前膀胱训练是为了使膀胱充盈，形成一个更好的手术声通道。

2. 海扶刀治疗是在超声引导下进行的，治疗的精确性很高，要求患者不能随意活动身体，有的患者海扶刀治疗时间比较长，长时间处于一种体位（俯卧位），有时不能耐受，所以为了在治疗过程中患者能更好地配合治疗，使治疗达到预期的效果，在治疗前需要进行体位训练，并把每次耐受的时间和不适告知护士或医生。

海扶刀治疗子宫肌瘤患者为什么需要肠道准备？

海扶刀治疗腹腔和盆腔的肿瘤（肝脏肿瘤、胰腺肿瘤、腹膜后肿瘤、肾脏肿瘤、子宫肌瘤）时，为了避免对肠道的影响，治疗前需要做好肠道准备。

海扶刀治疗子宫肌瘤患者为什么要留置尿管？

通过留置导尿，可控制膀胱的充盈度，更好显示肌瘤病灶部位，同时术后通过膀胱灌注降温，保护膀胱，避免膀胱损伤。

子宫肌瘤患者海扶刀手术前为什么要做妇科检查？

1. 常规妇科检查了解子宫的位置。

2. 控制妇科疾病，使患者符合海扶刀治疗要求。

3. 如有妇科炎症，术前冲洗或口服抗生素，缓解妇科炎症及预防术后感染。

海扶刀治疗子宫肌瘤的最佳治疗时间是什么？

1. 无盆腔或子宫内膜炎症或炎症治疗已被控制。

2. 如果患者有宫内节育器，需先取出节育器，且节育器已取出一个月经周期后。

3. 月经后3~15天。

子宫肌瘤患者做海扶刀手术必须住院治疗吗？

不一定。因海扶刀治疗具有不开刀、不流血、损伤小、恢复快等特点，子宫肌瘤患者术后可正常活动，因此该治疗也可在门诊进行，但为安全起见，手术后至少需要观察2小时。现在大部分患者选择住院治疗，一般住院3天，患者无特殊不适即可出院。

海扶刀治疗子宫肌瘤患者一般需要住院几天？

一般在门诊做完相关检查，入院后只需住院3天，一般患者无特殊情况，即可办理出院。

带节育环的子宫肌瘤患者可以做海扶刀手术吗？

不可以。如果患者有宫内节育器，需先取出节育器，且节育器已取出一个月经周期后是海扶刀治疗子宫肌瘤的最佳时机。

未生育的女性做子宫肌瘤的海扶刀有什么影响吗？

可以做海扶刀，不影响内分泌功能，而且还可以保留子宫的原有功能。

子宫肌瘤患者海扶刀手术治疗后会影响生育吗？

海扶刀治疗子宫肌瘤一般不会造成子宫内膜的严重损伤，也不会影响机体生殖功能，所以一般不影响受孕。一些较难受孕的患者经过海扶刀治疗后，还提高了怀孕几率。

子宫肌瘤患者海扶刀术后为什么需要用冰盐水进行膀胱灌注？

止血、止痛、保护膀胱。

子宫肌瘤患者海扶刀术后为什么要取侧卧位、俯卧位？

因患者肌瘤长的部位不同，海扶刀治疗后为了预防肌瘤热传导压迫及损伤周围脏器及神经，而采取不同的卧位。

子宫肌瘤患者海扶刀术后出现阴道血性分泌物的原因是什么？应该怎么办？

由于子宫内黏膜损伤所致，属于正常现象，不必过度紧张，一般症状可自行消失。如果出血较多、持续时间较长时，请及时告知医务人员给予处理。

子宫肌瘤患者海扶刀术后多久可以吃饭、喝水?

海扶刀术后待肛门开始排气、排便后，从流食逐渐恢复到正常饮食。

子宫肌瘤患者海扶刀术后多久可以下床活动?

术后可根据自身体力情况而定，一般术后4~6小时可以下床活动，尽早活动可以增加肠蠕动，促进排气、排便，但应量力而行。

子宫肌瘤患者海扶手术后会出现哪些不适症状?

1. 腹壁不适　由于治疗前肠道准备及药物导泻、术中长时间保持一定的体位有关，多在术后1~2天恢复。

2. 肌肉酸痛　由于治疗中长时间保持一定的体位，可能会有不同程度的肌肉酸痛，休息后即会好转。

3. 治疗后前一两次月经可能会有些变化　由于治疗的应激表现及靠近内膜的肌瘤可能会有影响。

4. 下腹部、臀部、腰部轻微胀痛　与治疗中体位关系有关，多在术后几天好转。

5. 阴道少量分泌物　肌瘤靠近内膜时由于肌瘤的刺激可能会发生，个别会有淡血性分泌物，保持外阴清洁，多在月经后好转。

6. 头晕、恶心、眼雾　是治疗过程中应用镇静镇痛药物引起的，多在术后休息后好转。

7. 排尿困难或疼痛　由于治疗中留置导尿管，治疗当天会有尿道口刺痛的感觉。

子宫肌瘤患者海扶刀术后需要休息多久？

一般无需特殊休养，多数患者在术后短期内就可开始正常的工作。但海扶刀治疗属于消融性质的手术治疗，仍然建议患者术后避免劳累，适当休息，根据自身体力状况安排工作与生活。

子宫肌瘤患者海扶刀术后能正常上班吗？

海扶刀治疗后多数患者可在短期内正常工作，但应注意休息，避免劳累。

子宫肌瘤患者海扶刀术后回家能进行体育锻炼吗？

可以根据自身体力状况适当运动，不宜做剧烈运动。

子宫肌瘤治疗后还会复发吗？

目前子宫肌瘤的治疗方法都只处理子宫肌瘤，子宫肌瘤的病因还在，因此任何保留子宫的治疗方法都存在子宫肌瘤复发的可能。子宫肌瘤的复发和以下几个因素有关：患者年龄、肌瘤个数、治疗后预防等有关。一般来说，女性越年轻，肌瘤个数越多，不注重治疗后的预防者，复发的可能性就越大。

海扶刀治疗子宫肌瘤后还会复发吗？

因子宫肌瘤的病因与体内激素分泌有关，因此同其他切除肌瘤的手术一样，海扶刀术后也不能避免子宫其他部位再出现肌瘤。

海扶刀手术后坏死肌瘤对人体有危害吗？

坏死肌瘤对人体没有危害。灭活的子宫肌瘤就像被煮熟的鸡蛋，已经失去血供，不再继续生长，并逐渐被周围正常组织吸收缩小。

子宫肌瘤患者海扶刀手术出院后有哪些注意事项？

1. 按医生要求定时复查。

2. 一定要按时足量服用抗生素。

3. 注意休息，适当运动，但不要过度劳累。

4. 注意观察术后第一次月经有何异常。

5. 注意观察临床症状有无改善。

6. 注意局部清洁。

7. 海扶刀治疗后第一次月经前禁止性生活。

8. 身体有任何不适一定要及时到医院就诊。

子宫肌瘤患者海扶刀术后的饮食应注意什么？

1. 饮食宜清淡，不宜食羊肉、虾、蟹、鳗鱼、咸鱼、黑鱼等发物。

2. 忌食辛辣、生冷等刺激性食物及饮料。

3. 宜食高蛋白、高纤维素、高铁食物，如蔬菜、瓜果、鱼汤等。

4. 多食瘦肉、鸡肉、鸡蛋、鹌鹑蛋、白菜、芦笋、芹菜、菠菜、香菇、豆腐、海带、紫菜等。

子宫肌瘤患者海扶刀术后需要复查哪些项目？

主要复查的项目是增强核磁共振、彩超及相关血液检查项目。

子宫肌瘤患者海扶刀术后复查时间如何安排?

子宫肌瘤海扶术后复查时间安排为：术后1个月、3个月、6个月及1年。可通过超声及增强核磁共振检查进一步评估疗效及明确肌瘤缩小程度。

子宫肌瘤患者海扶刀术后什么时候可以怀孕?

建议海扶刀术后1年再怀孕，且分娩时建议剖宫产。

子宫肌瘤患者海扶刀术后可以进行正常性生活吗?

为避免治疗后肌瘤感染等并发症的出现，一般情况下术后经过一个月经周期后可以进行正常的性生活。

子宫肌瘤有哪些危害?

子宫肌瘤有肉瘤变的可能，如肌瘤在短期内迅速增大或伴不规则阴道流血者，应考虑肉瘤变可能；若绝经后妇女肌瘤增大，更应警惕发生恶变；如嵌顿于盆腔内，可压迫盆腔组织及神经，引起下腹缀痛，及腰背部酸痛。肌瘤向前或向后生长，可压迫膀胱、尿道或直肠，引起尿频、排尿困难、尿潴留或便秘。当肌瘤向两侧生长，则形成阔韧带肌瘤，其压迫输尿管时，可引起输尿管或肾盂积水，如压迫盆腔血管及淋巴管，可引起下肢水肿。

如何预防子宫肌瘤?

1. 定期参加妇科普查，以便早期发现，早期治疗。

2. 有子宫肌瘤者更要做好避孕工作，一旦怀孕，给人流手术带来一定难度，易出血多。

3. 中药治疗子宫肌瘤时要定期做妇科检查和B超检查，了解子宫肌瘤变化情况，如发现以下情况，应做手术治疗：

（1）有明显症状，特别是月经过多或腹痛，治疗无效者。

（2）子宫肌瘤迅速增大，或大于3个月妊娠子宫者。

（3）子宫肌瘤伴变性者。

（4）子宫肌瘤位于子宫颈部或突出于阴道者。

4. 养成良好的生活习惯：多运动，肥胖者需要积极控制体重。

5. 多吃蔬菜、水果，少食辛辣食品：多吃含蛋白质、维生素丰富的食物，日常生活中尽量减少外源性激素的摄入，如不要过多摄入豆制品，少用美容、保健类产品等（尤其是口服）。

6. 保持乐观的心态：心情愉快是非常重要的事情，每个人都不可能一帆风顺，压力与不顺处处存在，所以必须摆正心态，以乐观的心情面对生活。

子宫切除后有哪些危害？

子宫是女性青春魅力的守护神。女性在切除子宫后，不仅仅是在生理方面受到伤害，在心理上也会造成不可磨灭的创伤。

据统计，切除子宫后，女性会丧失生育能力，部分女性会丧失性欲、陷入深度疲劳、易发生个性改变，丧失活力，记忆力较前减退。另外子宫切除后会增加心血管疾病风险，更年期提前，易发骨质增生等。

什么是子宫腺肌病及子宫腺肌瘤？

当子宫内膜腺体及间质侵入子宫肌层时，称为子宫腺肌病。如子宫内膜在子宫肌层中呈局限性生长形成结节或团块，类似子宫肌壁间肌瘤，称子宫腺肌瘤。因腺肌瘤周围无包膜，与四周肌层无明显分界，因此难以将其自肌层剥出。

子宫腺肌病及子宫腺肌瘤有哪些症状？

主要症状为经量增多、经期延长、逐渐加剧的进行性痛经（痛经常在月经来潮的前一周开始，至月经结束）。约30%患者无任何临床症状。

子宫腺肌病及子宫腺肌瘤可以做海扶刀手术吗？

子宫腺肌病及腺肌瘤行“海扶刀”治疗可使病变组织坏死，与病灶有关的症状一般可改善或缓解，但因子宫腺肌病及腺肌瘤与周围子宫正常组织分界不清，且有的病变较弥散，因此在少数患者中残存的病灶仍可能导致缓解症状不明显。

第四章
海扶刀治疗骨肿瘤

什么是骨肿瘤？

骨肿瘤是发生于骨骼或其附属组织的肿瘤，同身体其他部位的肿瘤一样，其确切病因不明。骨肿瘤有良性、恶性之分，良性骨肿瘤易根治，预后良好；恶性骨肿瘤发展迅速，预后不佳，死亡率高。由于恶性骨肿瘤起病隐匿，早期症状不明显，不易引起患者注意，导致许多恶性骨肿瘤患者就诊时已进入晚期，失去了早期治疗的机会，预后较差。

恶性骨肿瘤有哪些常见症状？

1. 疼痛与压痛，疼痛是生长迅速的肿瘤最显著的症状。

2. 局部肿块和肿胀，肿块常与疼痛同时出现，有时首先表现为肿块。

3. 功能障碍，邻近关节的肿瘤，由于疼痛和肿胀而使关节功能障碍。

4. 畸形，由于肿瘤的生长，使骨质膨胀变形，坚固性受到破坏，当继续负重时就逐渐发生弯曲变形，如髋内翻、膝内外翻等。

5. 压迫神经，邻近神经的肿瘤生长会压迫神经。

6. 病理性骨折。

恶性骨肿瘤的疼痛性质是什么？

主要表现为夜间痛，也就是所谓的安静痛，这种痛感像刀割、钻心、烧灼、压榨一样。其原因是肿瘤生长导致骨髓腔内压力异常增高，造成持续性疼痛。值得注意的是，当局部出现肿块后疼痛会有所减轻，这是由于肿瘤从骨头里面向外生长把骨皮质破坏，骨髓腔内压力降低，出现了肿块，疼痛也随之减轻。这时肿瘤可能已经发展到间隔外并侵袭到软组织当中，肿瘤进入中期。

海扶刀治疗恶性骨肿瘤有什么优点？

海扶刀作为非侵入性治疗恶性骨肿瘤的手段与手术保肢技术相比，有如下特点：

（1）非侵入性“切除”肿瘤，减少肿瘤医源性播散和种植的机会。

（2）保持骨原有的形态和连续性，充分利用灭活肿瘤骨段进行重建。

（3）对残留病灶或局部复发者容易进行重复治疗。

（4）痛苦轻，易被患者接受。

（5）由于海扶刀是非侵入性治疗，不必推迟化疗，保证化疗的剂量强度。

（6）可同时对原发病灶、跳跃病灶和（或）其他部位的病灶进行治疗。

哪些骨肿瘤适合海扶刀治疗？

1. 肿瘤能被完整消融。

2. 患者强烈要求保留肢体。

3. 重要神经、血管未被侵犯。

4. 所保留下的肢体功能比假肢好。

5. 术后局部复发与转移率并不高于截肢。

哪些骨肿瘤不适合海扶刀治疗？

1. 严重溶骨性破坏的骨肿瘤。

2. 颅骨、髋关节、脊柱和手骨部位的骨肿瘤。

3. 广泛累及皮下组织、皮肤破溃者。

4. 皮肤有大量瘢痕和有严重放射性损伤的。

5. 病理性骨折未愈合者。

6. 邻近关节被动活动严重受限伴畸形。

海扶刀治疗恶性骨肿瘤需要麻醉吗？

因为骨肿瘤表面骨膜神经、血管丰富，治疗中疼痛较剧烈，且治疗中固定姿势时间较长，故需要麻醉来保障手术的进行。

以持续硬膜外麻醉和臂丛神经麻醉为主，可通过对麻醉药的选择和对药物浓度的控制，选择性地以麻醉感觉神经为主，尽量保持运动神经的功能，便于海扶刀治疗过程中观察运动神经功能来反映神经功能状况，提示神经是否受到海扶刀治疗的影响。

肱骨近端肿瘤及不配合的儿童通常选用全身麻醉。

海扶刀治疗恶性骨肿瘤前患者需行哪些检查？

1. 体格检查　了解肢体运动、神经功能与邻近关节情况。

2. 实验室检查　血、尿、便常规，肝肾功、血清碱性磷酸酶及心电图检查。

3. 影像学检查　原发灶及转移灶的检查。包括X片、超声、CT或增强核磁共振（MRI）、骨扫描。

海扶刀治疗恶性骨肿瘤前患者需要哪些准备？

1. 放松紧张心情。

2. 保证患者充足的睡眠，得到更好的休息。

3. 家属协助被动活动患肢，以符合治疗时的要求。

4. 术前一日进食清淡、易消化的饮食，22:00后禁食水。

5. 准备1块一次性中单或浴巾，2条干毛巾，2个冷热敷袋，1个一次性尿壶。

恶性骨肿瘤患者海扶刀术后有哪些注意事项？

1. 注意观察患者手术肢体肿胀情况：海扶刀治疗后常有局部水肿，当水肿达到一定程度后，治疗区远端肢体的静脉回流受影响，出现肢体远端水肿。水肿严重时可使附近的神经受压，而出现神经功能障碍。因此海扶刀治疗后常规观察肢体肿胀情况、皮肤温度和肢体远端运动情况。

2. 注意保护手术肢体：海扶刀手术后患肢应制动，所以在挪动患肢时要小心，做到轻抬轻放，避免磕碰；同时患肢要垫保护垫，防止压疮产生。

3. 患肢疼痛的处理：由于海扶刀能量很高，局部治疗后，会引起肢体疼痛，患者疼痛时应及时告知医护人员给予止痛处理。

4. 治疗部位给予冰袋间歇性冷敷。

恶性骨肿瘤患者海扶刀术后为什么要冷敷？

海扶刀是通过超声波聚焦到肿瘤部位，瞬间治疗温度达到

60~100℃而杀死肿瘤的，所以治疗后局部温度很高，会导致局部肿胀，患者会感到肢体胀痛、沉重、麻木的感觉。为了减轻患者的不适感觉，避免水肿压迫神经引起运动感觉障碍，海扶刀术后治疗局部要进行冷敷。以保护治疗区皮肤，起到降温、消肿、止痛的作用。

恶性骨肿瘤患者海扶刀术后怎样进行骨关节保护？

为保护关节韧带和防止病理性骨折，用外固定装置固定（主要为石膏托板保护），患肢避免承重及负重，根据患者肿瘤情况及患肢关节韧带情况，遵医嘱进行适当的功能锻炼。术后绝大多数患者需患肢制动6个月、用石膏托或肢具加以保护，防止不良反应的发生。

恶性骨肿瘤患者海扶刀术后患肢如何进行功能锻炼？

海扶刀术后需患肢绝对制动6个月，患者家属可适当按摩患肢肌肉，以防患肢肌肉萎缩；患者可以做肢体远端的自主活动如手指或脚趾的活动，手腕或脚腕的活动等。6个月后，根据患者患肢情况，如无骨折、关节及韧带损伤，可适当进行被动运动，一次运动量不宜过多，应循序渐进。患肢骨关节保护及功能恢复，应根据患肢检查情况决定，遵医嘱进行合理的锻炼。

恶性骨肿瘤患者海扶刀术后如何保护治疗区皮肤？

1. 术后治疗部位立即给予冰袋间歇性冷敷，冷敷时不要直接接触皮肤，用干毛巾包裹冰袋，防止局部冻伤。

2. 挪动患肢时要做到轻抬轻放，避免磕碰。

3. 患肢未进行外固定时，要垫体位垫保护患肢，防止压疮产生。

4. 患肢进行外固定时，肢体与石膏托之间要垫棉垫进行保护，同时每日应定时解开石膏托观察肢体皮肤受压情况。

恶性骨肿瘤患者海扶刀术后什么时候可以吃饭、喝水？

骨肿瘤患者术后6~8小时即可进食了。

恶性骨肿瘤患者海扶刀术后术区需要冷敷多久？

骨肿瘤海扶刀术后术区冷敷时间要根据肿瘤大小和治疗后情况而定，一般治疗后需要进行间歇性冷敷24~48小时。

恶性骨肿瘤患者海扶刀术后术区皮肤如何进行冷敷？

骨肿瘤海扶刀术后术区皮肤需进行间歇性冷敷，即治疗部位用冰袋冷敷15~20分钟，间歇20分钟后再冷敷15~20分钟，再间歇20分钟，如此反复即可。

恶性骨肿瘤患者海扶刀术后为什么要制动患肢？

海扶刀治疗能量很高，对治疗部位骨质及韧带的损伤很大，治疗后的骨质及韧带变得比较脆弱，任何不当的操作，都很容易造成骨及韧带的损伤。所以为了避免以上情况的发生，治疗后患肢要制动。

恶性骨肿瘤患者海扶刀术后复查时间如何安排？

一般来说，海扶刀治疗后2年内，是肿瘤复发和转移的高危阶段，故每1~3个月进行一次全面检查。

在海扶刀治疗2年后，间隔时间可适当延长，每3~6个月进行一次全面检查，具体情况要根据肿瘤及治疗情况，遵照医嘱进行安排。

恶性骨肿瘤患者海扶刀术后需要复查哪些内容？

1. 海扶刀治疗后4周需要进行近期疗效评价　需要做骨扫描、增强核磁共振、碱性磷酸酶检测等检查；海扶刀治疗后远期疗效评价的重点是有无转移和局部复发。

2. 主要复查内容　胸部平片、B超、CT和骨扫描、增强核磁共振，查血清碱性磷酸酶等。

恶性骨肿瘤患者海扶刀术后有哪些注意事项？

1. 按医生要求定时到医院复查。

2. 一定要按时、足量服药。

3. 患肢要制动。

4. 注意保护患肢，不要到人多的场所，避免磕碰；睡觉时最好用肢具固定患肢，以免发生骨折。

5. 注意观察肢体感觉和运动情况有何改变。

6. 按医生指导来进行功能锻炼。

7. 注意休息，适当补充营养。

第五章
海扶刀治疗乳腺纤维瘤

什么是乳腺纤维瘤?

乳腺纤维瘤是由于乳腺组织内纤维组织和腺上皮组织增生所导致的乳腺肿物；是青年女性最常见的一种乳腺良性肿瘤，可见于任何年龄，在成年妇女中约为9.3%，但以18~35岁多见，高发年龄为20~25岁，其次为15~20岁和25~30岁。约75%为单发，少数属多发。

乳腺纤维瘤的发病原因是什么?

1. 雌激素水平失衡。

2. 局部乳腺组织对雌激素过度敏感。

3. 饮食因素：高脂肪饮食可改变肠道菌群，使来自胆汁的类固醇在结肠中转化为雌激素，刺激乳腺导管上皮及间质纤维增生发生本病。

4. 遗传倾向。

乳腺纤维瘤有哪些症状?

1. 肿块：大多在无意中发现乳房有肿块，呈圆形或椭圆形，边界清楚，表面光滑，具韧性，活动良好，与表皮和胸肌无粘连。

2. 疼痛：仅14%有轻度疼痛，呈阵发性或偶发性或月经时激发。

3. 乳头有清亮溢液，但少见，约占0.75%。

4. 腋窝淋巴结不肿大。

如果出现症状后还需要哪些检查以确诊？

乳腺纤维腺瘤病有以上的症状时，诊断并不难，可进行乳腺钼靶X线片、超声检查，必要时可在超声引导下进行肿物的穿刺活检以进一步明确病理诊断，除外恶性病变。

海扶刀治疗乳腺纤维瘤有哪些优点？

1. 海扶刀是一种无创、适形消融体内实体肿瘤的新方法。

2. 海扶刀对肿瘤周围组织创伤小，故从理论上讲海扶刀治疗对肿瘤周围乳腺组织、乳腺导管的损伤应小于手术切除肿瘤。

3. 海扶刀治疗使乳房纤维腺瘤患者既能保持乳房原有形态、又能维护乳房正常功能，对哺乳的影响较小，具有良好的临床应用价值，对青年女性具有更大的优越性。

4. 治疗时间短，术后恢复快，不留瘢痕。

哪些乳腺纤维瘤适合做海扶刀？

1. 年龄35岁以下女性。

2. 乳腺纤维腺瘤至少大于或等于1cm，小于或等于5cm，数目不限制。

3. 乳腺纤维腺瘤深面距皮肤距离≥1.5cm。

4. 中央区以外的乳腺纤维腺瘤。

哪些乳腺纤维瘤不适合做海扶刀？

1. 放疗后。

2. 结缔组织疾病。

3. 治疗区皮肤有严重瘢痕或破溃。

4. 乳晕区的纤维瘤。

5. 患者不能耐受镇静、止痛药物。

海扶刀术前患者需做哪些准备？

1. 常规查体：乳腺外科查体、相关血液检查。

2. 超声检查：确定纤维瘤的大小、位置。

3. 必要时穿刺活检病理学检查、排除恶性可能。

海扶刀治疗乳腺纤维瘤患者需要麻醉吗？

不需要麻醉，只需要静脉给予一定的镇静及止痛药物即可完成治疗。

海扶刀治疗乳腺纤维瘤患者需要住院吗？

不需住院，一般在门诊即可完成治疗，治疗时间往往在数分钟至数十分钟之间，术后只需在门诊观察1~2小时即可回家休息。

乳腺纤维瘤患者海扶刀术前需要禁食、水吗？

需要术前禁食、水12小时，以防治疗过程中出现恶心、呕吐等情况。

海扶刀治疗乳腺纤维瘤后复查时间如何安排？

海扶刀治疗后1个月内进行简单查体等检查。

大概3个月后乳腺纤维腺瘤才能变小，故3个月时进行常规体检、超声等检查。

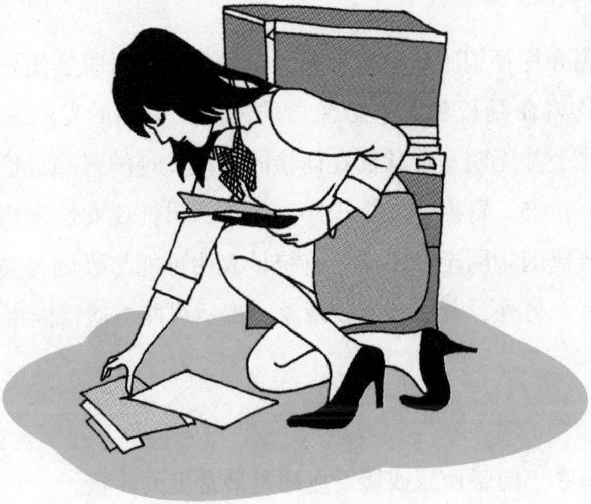

第六章 海扶刀治疗肾癌

什么是肾癌？

肾癌亦称肾细胞癌、肾腺癌，是最常见的肾脏实质恶性肿瘤，由于平均寿命延长和医学影像学的进步，肾癌的发病率比以前增加，临床上并无明显症状而在体检时偶然发现的肾癌日见增多，可达1/2~1/5。肾癌多发生于50~70岁，男性比女性发病率高一倍以上。肾癌的病因至今不清。有统计表明可能与吸烟有关，特别是男性患者。另外，肾癌有家族现象，提示可能与遗传因素有关。

肾癌有哪些临床症状？

1. 血尿　肉眼血尿或镜下血尿是最常见的症状。

2. 腰痛　多数为钝痛、不适感，局限在腰部或背部。

3. 肿块　肾癌患者腰部和上腹部可触及肿块者为10%，有时可为惟一的体征。

4. 肾外表现　发热、高血压、精索静脉曲张、贫血、肝功能异常。

海扶刀治疗肾癌的优势是什么？

海扶刀是治疗肿瘤的一种物理技术，其最大的优点就是非侵入性的治疗，具有不开刀、不流血、损伤小、术后恢复快、整体费用低等优点。同时也可以治疗体积更大的肿瘤，并且不受肿瘤的大小、形状、位置的限制。临床研究表明海扶刀治疗肾癌是安全、有效和可行的。

哪些肾癌患者适合做海扶刀治疗?

1. 早期肾癌　对于早期肾癌患者，海扶刀治疗可以达到外科手术切除的效果。

2. 晚期肾癌　对于晚期肾癌的患者，因肿瘤有局部浸润、淋巴结转移、远处转移，丧失了手术治疗的机会，而海扶刀作为一种非侵入性的治疗手段，可以进行姑息性的治疗，杀灭大部分肿瘤，减轻肿瘤负荷。

哪些肾癌患者不适合做海扶刀治疗?

1. 治疗途径上的肾静脉或下腔静脉有癌栓的患者。

2. 肾乳头状囊性瘤。

3. 病灶内有囊性出血（血肿）者。

4. 治疗超声声通道上的肾盂、输尿管内有结石者。

5. 肾功能不全者。

海扶刀治疗肾癌前需要做哪些准备?

1. 治疗前的肠道准备。

2. 呼吸功能锻炼。

3. 备皮：海扶刀治疗前1天护士会将治疗区域的体毛剃净。

4. 脱气：海扶刀治疗前，要对治疗区域的皮肤进行脱气处理。

海扶刀治疗肾癌患者前需要哪些常规检查？

1. 影像学检查：B超、CT/增强核磁共振（MRI）。

2. 病理学检查。

3. 肾功能相关检查：要特别注意患者肾功能情况，血清尿素氮、肌酐的水平，必要时做肾图检查。

4. 一般情况检查：海扶刀治疗前应进行血常规、肝肾功能、出凝血功能、尿便常规以及心电图、胸片等检查，了解患者一般情况。

如何选择海扶刀治疗肾癌患者的最佳时机？

1. 经介入治疗后，影像学检查提示肿瘤内的血供减少，碘油均匀地分布在肿瘤内，或声通道上肿瘤的深面有碘油沉积。

2. 介入治疗反应消失，实验室检查（血常规、出凝血功能、肝肾功能、血糖）结果无明确禁忌，病灶局部无感染征象，病灶内无液化坏死。

为什么海扶刀治疗肾癌患者前需要进行呼吸功能锻炼？

由于靠近肾脏顶部的肿瘤有时会被肺组织遮挡，一般通过呼吸控制可以使肿瘤完全暴露出来，因此海扶刀治疗前应进行呼吸功能锻炼。

海扶刀治疗肾癌患者需要麻醉吗？

根据患者情况选择麻醉方式，原则上可以选择全身麻醉，由麻醉师来控制患者的呼吸以保障手术安全顺利。对于呼吸功能好能够配合呼吸的年轻人，也可以选择在静脉镇静止痛条件下进行治疗，这样有利于治疗中观察脊神经的功能及一些不良反应。

海扶刀治疗肾癌患者前怎样进行肠道准备？

海扶刀治疗肾癌前3天要连续进食无渣、不产气、易消化的食物，治疗前1天19:00开始口服导泻剂，晚上22:00以后禁食、禁水。

海扶刀治疗肾癌患者后为什么要禁食？

因为肾脏与肠道关系密切，在治疗中可能会损伤肠道黏膜，因此海扶刀治疗肾癌后常规禁食48~72小时。待胃肠功能逐渐恢复，无腹痛症状，肛门开始排气、排便后，大便潜血试验阴性时，从流食逐渐恢复到正常饮食。这样即使是治疗中造成肠道黏膜的轻微损伤也可自行恢复。

海扶刀治疗肾癌后的注意事项是什么？

1. 术后常规禁食48~72小时。

2. 如出现恶心、呕吐、疼痛等不适症状时要及时告知医护人员，给予对症处理。

3. 预防感染，保持个人卫生，防止着凉感冒。

4. 注意观察患者的尿液颜色、尿液的量等变化。

5. 治疗区皮肤给予冰袋间歇性冷敷。

海扶刀治疗肾癌术后需要复查哪些项目？

一般海扶刀治疗后，1个月需要复查以下项目：

（1）彩色多普勒超声。

（2）增强核磁共振（MRI）检查。

（3）血液检查：肾功能。

海扶刀治疗肾癌后术区皮肤需要冷敷吗？

需要冷敷。用毛巾包裹冰袋进行间歇性冷敷，治疗部位用冰袋冷敷15~20分钟，间歇20分钟后再冷敷15~20分钟，再间歇20分钟，如此反复即可。

海扶刀治疗肾癌患者回家后饮食注意事项？

1. 肾癌患者忌食发霉、熏焦食物及不洁净的水，少食烫食、盐渍食物。

2. 多吃各种新鲜蔬菜、水果、全麦食品和豆类。不要偏食，也不要反复吃同一种食品，需要配合营养健康全面的饮食。

3. 多食用一些具有分解致癌物的食物如胡萝卜、豌豆、菜瓜、南瓜、豆芽菜、龙须菜等，以及具有增强机体抗癌作用的食物如蘑菇、香菇、荸荠、薏苡仁、大麦、黄豆等。

4. 肾癌术后患者或肾功能不全者饮食最好要精制。原则上除要低蛋白饮食外，应多食淀粉类，以保证足够的热量，要根据水肿的状况确定水、盐的摄入。而且还要切记“五低一高”饮食原则：低盐、低脂、低蛋白、低磷、低钾、高维生素。

5. 对于有镜下血尿的患者来说应该多喝水。还可多食苹果、白糖、黑芝麻、木耳等阴降火的食品。

6. 忌食可诱发病情的食物。主要应忌腥辣食品、煎炸、蟹、蒜、生葱、香菜、狗肉、酒、牛肉、羊肉、咖啡、五香大料及一切发物。

7. 戒烟、酒。控制体重：避免体重过重，超重或过度肥胖容易导致肾癌和增加对侧肾脏负担。

8. 尽量避免含糖饮料，限制摄入高能量食物，尤其是高糖食品，或者低纤维、高脂肪的加工食品，如汉堡包、炸薯条等等。

9. 少吃烧烤的食物：烤鱼、烤肉时应避免肉汁烧焦。直接在火上烧烤的烤鱼、烤肉只能偶尔食用。最好煮、蒸、炒食物。

10. 限制食盐的摄入，特别对有肾功能不全的肾癌患者，每日不超过5克。

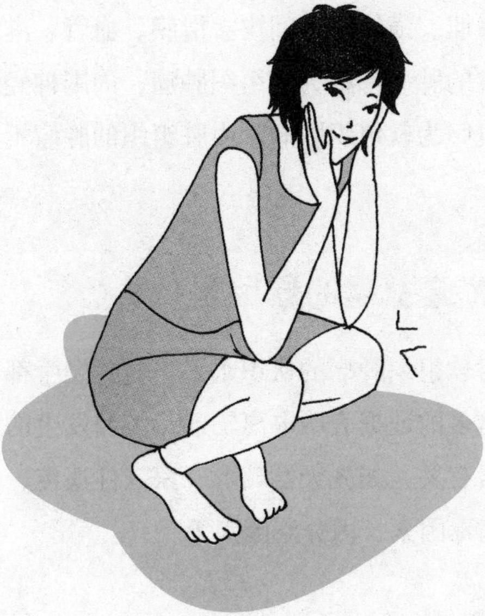

第七章
海扶刀治疗软组织肿瘤

什么是软组织肿瘤？

软组织是相对于“硬组织”（骨和软骨）而言的，起源于纤维、脂肪、平滑肌、横纹肌、间皮、滑膜、血管、淋巴管组织并且生长在这些部位的肿瘤都称为软组织肿瘤，周围神经系统和自主神经系统的肿瘤也归为软组织肿瘤。内脏组织的肿瘤不在软组织肿瘤研究之列。

软组织肿瘤引起的原因是什么？

根据目前对软组织肿瘤的认识水平，对其发生都认为不是单一的因素所致。诸多的证据表明电离辐射是肉瘤发生的原因。除此之外还与下列因素有关，如先天性畸形、家族性遗传、异物刺激、化学物质刺激、病毒因素、内分泌因素等。

软组织肿瘤常见有哪些症状？

软组织肿瘤以四肢和躯干体壁多见，大腿较小腿多见，上臂较多见，最常见的表现是进行性增大的肿块，往往伴有疼痛，可发生静息痛（即在静止时疼痛）和夜间痛。

（1）发生在关节周围的软组织肿瘤可引起关节的畸形和功能障碍。

（2）发生在腹膜后的软组织肿瘤可引起肠梗阻和输尿管梗阻症状。

（3）如果已经发生肺转移则有胸痛、咯血等症状。

（4）软组织肿瘤往往位置较深，用手扪肿物时边界不清，活动度差，与周围组织粘连。

（5）核磁共振（MRI）肿物往往在深筋膜深层，最大直径＞5cm，信号不均匀。

如果发现有上述表现，应高度怀疑为软组织肿瘤，应该进一步检查和诊治。

哪些软组织肿瘤适合做海扶刀治疗？

1. B超能显示的病灶。

2. 有足够的海扶刀治疗声通道。

3. 能耐受麻醉。

4. 皮肤条件尚好的各种恶性软组织肿瘤。

哪些软组织肿瘤不适合做海扶刀治疗？

1. 海扶刀治疗的声通道上皮肤有大量瘢痕者。

2. 肿瘤已广泛侵犯皮下组织。

3. 以水、浆液或黏液成分为主的肿瘤。

4. 已侵犯胃肠壁和输尿管的腹膜后和腹腔内软组织肿瘤。

5. 血管已明显受压，又没有足够的侧支循环代偿者。

海扶刀治疗软组织肿瘤有哪些优点？

1. 保留患者肢体，对神经、运动功能影响较小，提高患者生存质量。

2. 海扶刀具有外科手术优点，同时可实时监控，根据治疗后声像图的变化立即判断治疗效果。

3. 可以反复多次治疗。

海扶刀治疗软组织肿瘤术前患者需要哪些准备？

1. 体格检查　重点检查是否有手术瘢痕、瘢痕的大小和质地以及瘢痕与肿瘤的关系；对曾接受放疗的患者应检查皮肤是否完整、皮肤的颜色和质地，皮肤表面静脉有无曲张，肢体静脉有无回流障碍。

2. 实验室检查　血、尿、便常规、出凝血功能、肝肾功能及心电图检查。

3. 影像学检查　超声、CT或核磁共振（MRI）、骨扫描、超声。确定骨外肿瘤部分大小、边界是否清楚、血供和邻近重要血管的关系以及静脉血管内有无癌栓。CT或核磁共振（MRI）确定肿瘤范围，肿瘤与周围重要神经的关系，有无卫星病灶（通常是指较小、密度较低，边缘可清楚或模糊，甚至呈斑片状）和肿瘤血供情况。骨扫描反映骨质破坏范围，了解有无跳跃病灶、其他部位骨上的转移病灶以及确定肿瘤累及骨骼的范围。

海扶刀治疗软组织肿瘤患者是否需要麻醉？

目前大部分患者不需要麻醉，只需在静脉止痛条件下即可完成治疗。如患者不能配合的，可选用全身麻醉 。

海扶刀术后有哪些注意事项?

1. 注意保护治疗区皮肤：宜穿柔软、宽松衣服，避免摩擦治疗区，用冰袋置于治疗区皮肤进行间歇性冷敷，以减轻局部肿胀。

2. 注意观察术侧肢体肿胀及末梢循环情况。

3. 注意观察患者术侧肢体的运动、感觉功能有无改变。

4. 腹腔及腹膜后的肿瘤，注意观察腹部体征以及胃液和大便的性状。

第八章
氩氦刀治疗肺癌

什么是氩氦刀？

氩氦刀是世界上唯一同时兼具零下150℃超低温冷冻、介入热疗、200℃大温差逆转和免疫增强等多重效能的高新科技医疗系统。杀灭癌细胞更彻底有效。该技术属纯物理治疗，具有彻底摧毁肿瘤、治疗效果确切、治疗不导致癌细胞扩散、治疗过程微创无痛苦、恢复快、不损伤正常组织。

哪些疾病适合做氩氦刀？

1. 呼吸系统　肺癌、肺部良性肿瘤、咽喉部肿瘤、鼻息肉、鼻窦肿瘤。

2. 泌尿系统　前列腺增生肥大、肾脏肿瘤、肾上腺肿瘤。

3. 消化系统　肝脏良、恶性肿瘤、肝血管瘤、肝囊肿、胰腺癌、直肠癌。

4. 皮肤　皮肤肿瘤、血管瘤。

5. 骨骼系统　原发或转移的骨肿瘤。

6. 神经系统　颅内肿瘤、脊髓膜瘤、神经纤维瘤。

7. 肌肉系统　肌纤维瘤病、横纹肌肉瘤。

8. 生殖系统　会阴部肿瘤、子宫颈癌、卵巢癌。

9. 其他　腹膜后肿瘤、脂肪肉瘤、眼部肿瘤、头颈部肿瘤、乳腺癌。

氩氦刀有哪些禁忌证?

1. 双肺弥漫性癌肿。

2. 胸膜广泛转移伴大量恶性胸水者。

3. 肺门肿块，穿刺冷冻不能避开大血管或段支气管，术后易合并大出血或呼吸衰竭者。

4. 肺功能严重受损者。

5. 咳嗽剧烈，不能平卧或半卧位，难于配合者。

6. 全身状况差，恶病质状态，合并有较严重的心脏疾病，以及有出血倾向不能承受穿刺手术者。

氩氦刀治疗肺癌患者前需要做哪些常规检查?

1. 血液检查　包括血常规、免疫检查、凝血功能。

2. 影像学检查　包括心电图、肺功能、肺部CT等。

什么是肺癌?

肺癌多数起源于支气管黏膜上皮，因此也称支气管肺癌。肺癌的发病年龄大多在40岁以上，男女之比（3~5）:1。

肺癌有哪些临床症状?

1. 肺部症状　咳嗽、咯血、胸痛、发热、气促及呼吸困难。

2. 转移灶症状　胸腔积液、声音嘶哑、转移部位疼痛和压迫症状。

3. 全身症状　厌食、体重下降、消瘦、全身乏力，晚期可出现恶病质。

肺癌晚期会出现哪些症状？

1. 声音嘶哑。

2. 声带麻痹。

3. 面部、颈部、上肢和上胸部静脉怒张、皮下组织水肿。

4. 胸膜腔积液导致呼吸气促。

5. 有时可引起剧烈的胸痛。

6. 压迫食管引起吞咽困难。

7. 骨关节痛、重症肌无力、多发性肌肉神经痛。

哪些人易患肺癌？

1. 长期吸烟者。

2. 空气污染：室外接触车辆废气、采暖及工业燃烧废物；室内环境烟雾、生活燃料和烹调时油烟接触者。

3. 经常接触放射线者。

4. 经常接触化学致癌物者（如砷、石棉、煤焦、铬、3，4-苯并芘、烟草加热产物等）。

如何预防肺癌？

1. 禁止和控制吸烟：禁止和控制吸烟，首先要着眼于减少吸烟者在人群中的比例，需要制订一定的法律或条例限制人们，特别是限制青少年吸烟。

2. 做好大气污染防护：出门可以戴口罩。

3. 职业防护：对开采放射性矿石的矿区，应采取有效的防护措施，尽量减少工作人员受辐射的量，对暴露于致癌化合物的工人，必须采取各种切实有效的劳动防护措施，避免或减少与致癌因子的接触。

4. 防治慢性支气管炎：由于慢性支气管炎患者的肺癌发病率高于无慢性支气管炎者，所以积极防治慢性支气管炎对预防肺癌有一定的意义，特别是要劝导患慢性支气管炎的吸烟者戒烟，因为患慢性支气管炎同时吸烟的人群，肺癌发病率更高。

5. 避免吸入二手烟。

6. 避免过多吸食厨房油烟：做饭时开窗通风、打开抽油烟机，烹调方法尽量采用煮、炖、蒸的方法，以减少油烟的摄入。

7. 饮食：多食新鲜蔬菜和水果、谷类食物，忌食油腻食物、辛辣等刺激性食物。

8. 早期发现、早期诊断与早期治疗。

发生咯血的原因是什么？

随着病程的进展，部分病变区肺动脉壁受浸润，动脉壁弹性结构被破坏而形成假性动脉瘤，动脉瘤破溃或较大的支气管动脉受侵蚀均可引起致死性大咯血。另外，肿瘤并发感染时，气道黏膜及肺部毛细血管渗出充血，水肿坏死，气道阻塞而最终诱发及加重咯血。

痰不易咳出怎么办？

1. 协助患者翻身，叩背，使痰液松动，有利于咳痰。叩背的正确方法是：让患者取侧卧位，指关节微屈，手呈杯状，从肺底由外向内，由下向上，振动气道，边拍边鼓励患者咳嗽，以利于痰液排出。

2. 遵医嘱使用祛痰药物或给予雾化吸入。

3. 必要时使用负压吸引器经口腔或鼻腔吸痰。

在家发生咯血时怎么办？

首先要将头偏向一侧，保持呼吸道通畅，及时清除口腔内血块，轻轻叩击背部；安慰患者，消除顾虑，并且立即拨打急救电话。

住院时发生咯血怎么办？

1. 患者发生咯血时家属应立即呼叫医护人员，将患者头偏向一侧，防止误吸。

2. 保持呼吸道通畅，取出义齿，及时用手或吸引器去除口腔、咽喉血块。

3. 给予持续低、中流量吸氧。

4. 建立静脉输液通道，使用止血药物；及时补充血容量，做好输血准备。

5. 绝对卧床，监测生命体征变化，备好急救药品及物品。

6. 必要时行气管插管或气管切开术。

肺癌患者出现胸闷、气短时怎么办？

1. 安慰患者，消除患者紧张焦虑情绪。

2. 患者出现胸闷、气短时应立即报告医护人员。

3. 患者采取半坐卧位。

4. 持续吸氧。

氩氦刀治疗肺癌前为什么要抽动脉血？

动脉血气分析是氩氦刀术前的一项常规检查项目，主要是通过血气分析结果来判断患者的肺功能情况，以确保氩氦刀治疗的安全。

氩氦刀治疗肺癌前为什么要做肺功能检查？

氩氦刀治疗前做肺功能检查主要是为了检查患者的肺是否有基础性疾病，如肺纤维化、呼吸功能障碍等，以确保手术安全。

氩氦刀治疗肺癌过程中患者需要注意什么？

患者在进行氩氦刀治疗过程中如有不适感觉（如治疗区疼痛、胸闷、想咳嗽等）应及时告知医护人员，医护人员会给予对症处理的，患者不能随意更改体位、活动肢体、咳嗽等，以避免引起不良反应。

氩氦刀治疗肺癌前为什么需要禁食、水？

因氩氦刀术中使用镇静止痛药物，可能会引起恶心、呕吐，为防止呕吐物被患者误吸或引起呛咳，所以在治疗前要禁食、水。

氩氦刀治疗肺癌术后为什么要热敷治疗区？

氩氦刀治疗后治疗区热敷的目的主要是使治疗部位快速复温，防止治疗区皮肤冻伤。

氩氦刀治疗肺癌术后热敷要注意什么？敷多久为宜？

氩氦刀治疗后热敷温度要适宜，一般为40~45℃，热敷袋用毛巾包裹，防止烫伤；热敷1~2小时最为适宜，不超过4小时。

氩氦刀治疗肺癌术后可能出现哪些不适的症状？

氩氦刀治疗肺癌术后可能会出现咳嗽、咯血、胸痛、胸闷、气促、发热、皮肤冻伤等不适症状。

氩氦刀治疗肺癌术后应观察什么？

1. 注意观察患者有无咳嗽、咳痰以及痰液的颜色、量、性质。

2. 注意观察患者有无憋气、胸痛、呼吸困难等症状，有异常时应及时告知医护人员。

3. 注意观察手术穿刺部位有无渗出、出血。

4. 注意观察患者体温，有无发热。

氩氦刀治疗肺癌术后发热的原因及如何处理？

1. 发热的原因　术后出现不同程度的发热，多在37~38.5℃，多为肿瘤坏死物质的吸收热。

2. 处理　体温低于38.5℃时主要给予物理降温，如酒精擦浴或温水擦浴；体温超过38.5℃时医生会给予药物降温、局部冰敷等；在降温过程中由于患者出汗较多，应让患者多饮水，及时更换潮湿的衣被，以保持皮肤干燥、舒适，更换衣被时应注意保暖，避免着凉；对于年老体弱者，应遵医嘱严格控制用药剂量；物理降温或用药后要注意监测体温的变化。

氩氦刀治疗肺癌术后影响呼吸怎么办？

1. 关心患者，让患者放松，避免紧张情绪。

2. 给患者调整舒适的卧位。

3. 帮助患者调整呼吸，嘱其慢慢深呼吸。

4. 及时告知医护人员，给予氧气吸入。

氩氦刀治疗肺癌术后患者饮食注意什么?

氩氦刀术后6小时后可以给予患者清淡、易消化的半流质饮食，避免食油腻、辛辣等刺激性食物，次日给予正常饮食，同时可以下地活动。

气胸有哪些症状?

1. 典型症状为突发性胸痛，继之有胸闷和呼吸困难，并可有刺激性咳嗽，这种胸痛常为针刺样或刀割样，持续时间很短暂。

2. 部分气胸患者伴有纵隔气肿，则呼吸困难更加严重，常有明显的发绀。

3. 更少见的情况是产生血气胸，若出血量多，可表现为面色苍白、冷汗、脉搏细弱、血压下降等休克征象。但大多数患者仅为少量出血。

氩氦刀治疗肺癌术后出现气胸怎么办?

氩氦刀治疗后患者出现胸闷、气急等症状时请立即告知医护人员。

（1）嘱患者卧床休息，给予吸氧。

（2）若患者无明显胸闷、气急感、可不予引流而自行吸收，无需处理。

（3）若患者出现明显胸闷、气急感、胸部明显压迫感时，需立即行胸腔抽气或胸腔闭式引流。

留置胸腔闭式引流管的注意事项有哪些？

1. 胸腔闭式引流术专业性强，由护士来维护、护理，患者及家属不要私自动胸腔闭式引流管路。

2. 患者行胸腔引流后一般采取半卧位，这样利于患者呼吸和引流液引出。

3. 患者活动或改变体位时要注意引流管位置，水封瓶液面应低于引流管胸腔出口平面60cm。避免管路牵拉、打折。

4. 引流管引流不畅时要及时告知医护人员。

5. 患者及家属如发现穿刺点固定的贴膜有松动时应告知护士进行处理。

6. 注意观察引流液的量、颜色有无改变，如引流液量突然增多或引流液颜色改变等情况应及时告知医护人员。

氩氦刀治疗肺癌术后咯血量增加怎么办？

1. 观察咯血的颜色，如是新鲜血要立即告知医护人员。

2. 家属不要紧张，安慰患者，缓解患者紧张情绪。

3. 给予舒适体位，立即取半卧位或仰卧头偏向一侧。

4. 清除口鼻腔血性分泌物，保持呼吸道通畅。

氩氦刀治疗肺癌术后出现气胸有哪些表现？

气胸典型症状为突发性胸痛、刺激性咳嗽、胸闷、呼吸急促、呼吸困难等。

发生气胸的原因有哪些？

气胸是氩氦刀手术治疗后最常见的并发症，肺肿瘤较大且靠近肺表面者，冷冻后可出现不同程度的气胸，同时与基础疾病、病变部位、反复穿刺也有关系。

发生气胸、胸腔渗液如何处理？

渗液较少者多无明显不适，可自行吸收，无须处理。大量积液可出现胸闷、气急，经胸片定位后可行胸腔引流术。密切观察患者有无气促、胸部压迫感等症状。

氩氦刀治疗肺癌术后出现咯血的原因是什么？

术后可发生少量咯血，主要是术中反复多次穿刺并冷冻支气管黏膜所致，一般在术后1周内停止，嘱患者不要紧张，并遵医嘱静脉输注止血药物，3日后咯血可停止。

氩氦刀治疗肺癌术后大咯血怎么办？

1. 保持镇静，不要惊慌，嘱患者取卧位，头偏向一侧，鼓励患者轻轻将血液咯出，以避免血液滞留于呼吸道内。如已知病灶部位则取患侧卧位，以避免血液流入健侧肺内，防止窒息。

2. 避免精神紧张，给予精神安慰。

3. 咳嗽剧烈的大咯血患者，可适量给予镇咳药。

4. 密切观察患者的咯血量、呼吸、脉搏等生命体征变化。

5. 嘱患者大便时不要用力，以防咯血加重。

6. 如患者感胸闷、气短、喘憋，要帮助患者清除口鼻分泌物，保持室内空气流通，给予氧气吸入。

7. 若发生大咯血窒息，立即体位引流，取头低足高位（可将床尾抬高45° 左右），或侧头拍背。

什么是肺栓塞?

肺栓塞亦称肺血栓栓塞，是由于内源性或外源性的栓子堵塞肺动脉主干或分支，引起肺循环障碍的临床和病理生理综合征。

肺栓塞的临床表现有哪些?

1. 突然出现呼吸困难和气促、胸闷、胸痛、晕厥、烦躁不安、惊恐甚至濒死感。

2. 咯血、咳嗽、心悸。

3. 呼吸和心律增快。

一旦发生肺栓塞怎么办?

肺栓塞是临床上严重的急症，发病急，预后差，所以患者一旦出现下列不适症状，应立即告知医护人员：突然出现胸闷、胸痛、呼吸困难、晕厥、烦躁不安等。

氩氦刀治疗肺癌术后出现感染会有哪些症状?

氩氦刀治疗肺癌术后出现感染时患者会有发热（有的患者会出现寒颤）、血象增高、治疗区疼痛等症状。

如何预防感染?

1. 保持敷料清洁干燥，如患者出汗或纱布有渗出较多时，及时告知医护人员处理。

2. 医生会为术区消毒，更换无菌敷料，患者不要自行打开敷料。

3. 患者家属尽量减少探视人员，特别是患有感冒的家属不要到病房探视患者。

4. 注意保暖，避免到人多的地方，经常监测体温，有异常及时就诊。

什么是冷休克?

由于血管活性物质的生成及其作用，血浆外漏血液浓缩、血管痉挛，外周阻力增加，心排血量减少，微循环淤滞，大量毛细血管渗出致血容量和CO减少，患者皮肤湿冷，称为冷休克。

冷休克的临床症状有哪些?

冷休克的临床症状是：患者恶心、面色苍白、寒战、肢体温度低、脉搏细速、心律失常、血压下降、呼吸困难等。

氩氦刀治疗术后皮肤冻伤如何预防?

术后及时热敷，不超过4小时，一般1~2小时为宜。

如何做好术区皮肤的热敷?

1. 热水袋温度适宜，用干毛巾包裹，防止烫伤。

2. 间歇性热敷，热敷15~20分钟，间歇20分钟，以此类推，一般热敷1~2小 时， 不超过4小时。随时观察术区皮肤情况。

氩氦刀治疗肺癌术后多长时间复查?

一般无特殊不适症状一个月复查，如有不适及时就医。

氩氦刀治疗肺癌术后复查内容？

主要复查内容有：核磁、血常规、肝肾功能、肿瘤标志物等。

氩氦刀治疗肺癌术后饮食指导？

1. 严格戒烟、戒酒，不吃或少吃刺激性食物。

2. 给予含丰富蛋白质和维生素的饮食。

3. 患者吞咽困难时应给予牛奶、肉汁，进食要慢，取半坐卧位，必要时给予鼻饲。

氩氦刀治疗肺癌术后出现哪些症状应及时就医？

氩氦刀治疗肺癌术后患者出院后出现下列症状时应及时就医：咳嗽加重、痰中带血或咯血、胸痛、憋气。

第九章
氩氦刀治疗肝癌

哪些肝癌患者适合做氩氦刀治疗?

1. 原发性巨块型肝癌直径≤10cm。

2. 原发性肝癌病灶3个以上，转移病灶应在5个以上。

3. 肝功能评价为Child A级或者B级者。

4. 合并肝外局限性转移灶可通过手术或联合冷冻切除者。

哪些肝癌患者不适合做氩氦刀治疗?

1. 肝门区肿瘤。

2. 肝内外广泛转移或弥漫性肝癌。

3. 肿瘤累及范围大于肝体积70%以上者。

4. 伴有重度肝硬化脾功能亢进、门脉性出血时或出血倾向者。

5. 大量腹水、黄疸、肝功能评价Child C级者。

6. 心肺肾功能不能承受手术或凝血功能异常者。

氩氦刀治疗肝癌的优点?

对患者损伤小、不开刀、不出血或出血少；良好的成功率和较低的并发症发生率；对正常器官组织细胞无毒性，患者恢复快；手术损伤轻微，可重复及反复做；可单独施行，也可与化放疗或手术相结合；效果显著，操作容易，费用低，易为患者接受。

氩氦刀治疗肝癌术前常规检查有哪些？

胸片、腹部B超、CT或MRI，肝肾功能、血型、凝血指标、肿瘤指标、血糖、心电图、血、尿、便三常规等，以利于对患者疾病有一个全面的了解，完善诊断，并做出相应的评估和处理，以确保手术的安全性。

氩氦刀治疗肝癌术前常规准备有哪些？

1. 治疗前的肠道准备。
2. 体位训练，练习床上大小便。
3. 清洁皮肤，洗澡。
4. 患者用物准备：一次性中单1个、550ml矿泉水4瓶、尿壶1个。
5. 备皮：氩氦刀治疗前1天护士会将治疗区域的体毛剃净。
6. 术前12小时禁食、水。

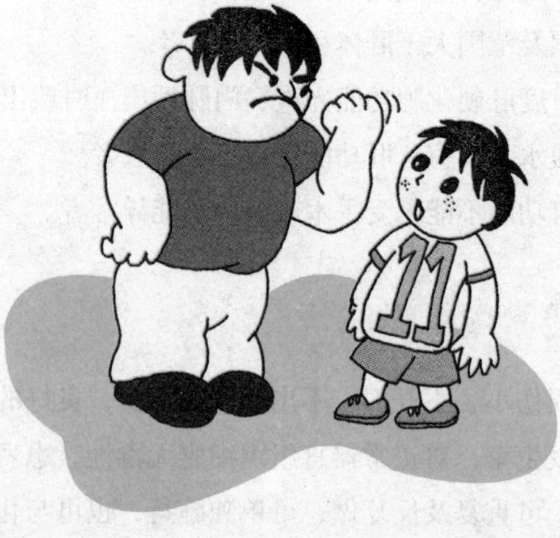

氩氦刀治疗肝癌术前为什么要禁食、水?

防止术中引起胃肠道反应，如恶心、呕吐。

氩氦刀治疗肝癌术前需要进行肠道准备吗?

氩氦刀术前将肠道内容物排空，在治疗过程中使声通道上的肠道容易被压扁、推走，避免损伤，所以需要肠道准备。

氩氦刀术前如何进行心理护理?

1. 医护人员向患者讲解氩氦刀手术方法、手术疗效。

2. 向患者介绍手术的优缺点及手术的安全性、先进性。

3. 减轻患者的心理负担，增强对治疗的信心和希望。

氩氦刀治疗肝癌术前如何进行肠道准备?

1. 术前1日晚20:00禁食，术前4~6小时禁水。

2. 术前1日晚20:00开始口服导泻剂（聚乙二醇电解质散）。

3. 手术当日清洁灌肠，大便要求无渣呈清水样。

氩氦刀治疗肝癌术中发生疼痛如何处理?

1. 消除紧张、焦虑情绪。

2. 观察疼痛性质、程度、时间、发作规律、伴随症状。

3. 非药物疗法：热敷或冷敷，深呼吸，松弛法听音乐。

4. 定时口服止疼药，告知医护人员对症处理。

5. 术后疼痛常在术后1周内消退，症状较重者可予止痛剂治疗。

术中如何摆体位？

患者右侧胸腹部抬高45°，右手臂高抬跨胸，此体位可更多暴露肋间，有利于冷冻治疗探针的进针，但要注意尽量保持患者的舒适体位，约束带固定好双手。

氩氦刀治疗肝癌术后可能会出现哪些不适？

氩氦刀治疗肝癌术后可能出现不适有：发热、恶心、呕吐、腹胀、腹痛、呼吸困难、胸闷、出虚汗、咳嗽、咳痰、头晕、心慌等。

氩氦刀治疗肝癌术后会出现哪些并发症？

1. *皮肤冻伤*　发生几率比较小，一般经过热敷均可恢复。

2. *术后出血*　术后出血多发生在术后48 h内，主要有经冷冻穿刺道出血和肝包膜冷冻破裂出血两种，严重者可出现失血性休克。较轻者可通过保守治疗使出血得到控制，严重者需行肝动脉栓塞止血或开腹止血。

3. *术后上消化道出血*　术后上消化道出血，多发生于氩氦刀冷冻术后2周，临床上表现为便血等消化道出血症状。发生率很低，具体原因不明，可能与肝功能较差而冷冻范围较广有关。

4. *血红蛋白尿*　部分中晚期肝癌患者在冷冻后1～3天出现酱油色小便，发生血红蛋白尿，严重者可有肾功能不全、尿量减少，常与冷冻范围过大，肝功能损害明显有关，多能恢复。

5. *冷休克*　肝癌氩氦刀术中如冷冻范围过大亦可出现冷休克，常由于全身体温过低引起。

6. *胸腔积液*　部分肝肿瘤靠近膈面，冷冻时刺激膈肌及胸膜，在胸膜腔负压条件下，液体被吸入胸腔而引起积液。

7. 内脏冻伤　如胆道、胃肠及由于术前肝功较差，冷冻范围过大导致术后肝功能衰竭等。

氩氦刀治疗肝癌术后是否需要禁食水？

氩氦刀治疗肝癌术后需要禁食、水。

氩氦刀治疗肝癌术后为什么不宜过早下床活动？

因患者肿瘤较大，肿瘤位置特殊，患者体质不同等原因，术后活动可能引起肝脏破裂出血，所以不建议患者过早下床活动。

术后饮食的注意事项有哪些？

1. 禁止吸烟、饮酒。

2. 日常饮食要定时、定量、少食多餐。

3. 多吃含维生素A、C、E的食品，多吃绿色蔬菜和水果。

4. 避免坚硬食物，保持大便通畅。

5. 不吃发霉变质的饮食。

6. 坚持低脂肪、高蛋白质易消化食物，如瘦肉、鸡蛋及酸奶、鲜果汁、鲜菜汁。

7. 日常饮食中可以适当饮食牛奶、鸡蛋、豆浆、藕粉、果汁、菜汁、瘦肉泥、肝泥等。

肿瘤破裂出血的临床表现是什么？

肿瘤破裂出血的临床表现有：恶心、头晕、心慌、出虚汗、脉搏细速、面色苍白、呼吸急促、心率加快等。

术后为什么要进行心电监护？

术后进行心电监护的目的是要密切观察患者心率、血压等生命体征的变化，如果心电监护显示心率加快、血压下降、血氧饱和度小于90%时，要及时报告医务人员，给予处理。

肝内出血（腹腔出血）的观察要点是什么？

1. 注意观察患者的主诉、尿量及生命体征的变化，尤其是心率的变化。

2. 如果患者出现以下症状时请及时告知医护人员，如心慌、血尿、腹胀加剧、腹痛难忍。

3. 观察穿刺点敷料渗出情况，若出现渗出，及时告知医护人员，给予更换敷料。

什么是肿瘤溶解综合征？

由于冷冻使肿瘤细胞坏死崩解，大量蛋白代谢产物释放到血液中引起大量尿酸，而尿酸在肾盂内弥漫性沉淀，可引起肾内梗阻，引起肿瘤溶解综合征。

肿瘤溶解综合征临床表现是什么？

肿瘤溶解综合征的临床表现和代谢异常程度有关，主要表现为高尿酸症、高钾血症及高磷酸血症甚至并发急性肾衰，尤其是冷冻范围较大，或术前肾功能基础较差患者更易发生。

（1）轻症者可无明显不适感。

（2）轻度高尿酸血症仅表现为少尿、厌食、乏力、头晕和头痛等不适，随着尿酸浓度的升高，可以出现无尿、贫血、呕吐、腹泻及呼吸深长等临床表现。

（3）高钾血症可引起感觉异常、四肢软弱无力、腱反射减弱或消失以及呼吸肌麻痹而导致呼吸困难，还可以引起心律失常，甚至心室纤颤。

（4）高磷酸血症没有特异的临床症状。如果高磷酸血症持续过久，可抑制肠钙吸收，使血钙降低，表现低钙血症。低钙血症可导致指端感觉麻木、刺痛、面肌及手足痉挛，并可引起意识障碍。

氩氦刀治疗术后如何预防肿瘤溶解综合征？

术后1~3天密切观察患者的尿量及尿色，定时监测尿比重，定时查血了解肾功能，并预防性给予5%碳酸氢钠静滴以碱化尿液，患者术后多饮水，有利于尿酸沉淀物排出，减少对肾脏的损害。

肝癌氩氦刀术后患者回家注意事项是什么？

1. 严格戒烟、戒酒，不吃或少吃刺激性食物。

2. 保持平静心态及乐观情绪，培养良好的生活规律。

3. 建立积极的生活方式：劳逸结合，避免重体力劳动，参加适当的体育活动。

氩氦刀治疗肝癌术后患者如何进行锻炼？

1. 康复锻炼应由简到繁，循序渐进。

2. 卧床不起的患者，可选择按摩，病情好转能起床后，改散步、慢跑、打太极拳、习剑、气功、游泳等活动项目。

3. 要注意锻炼时间和强度，单次锻炼时间不要太长，强度不能太大，运动量以不感到疲劳为宜。

肝癌氩氦刀术后复查内容是什么？

定期复查血常规、肝功能、甲胎蛋白、肝脏CT。

术后出现哪些症状应及时就诊？

肝癌氩氦刀术后出现发热，腹痛加重，腹胀，皮肤、巩膜黄疸，呕血，便血，意识障碍、性格改变、行为异常等症状时要及时就医诊治。

第十章 氩氦刀治疗腹盆腔转移瘤

腹膜后转移瘤引起癌痛的原因是什么？

引起的癌痛的原因是由于肿瘤本身发展、浸润、压迫其周围骨、神经、皮肤、内脏、胸腹膜等而引起持续、剧烈的刺激性疼痛。

氩氦刀治疗哪些腹膜后转移瘤可引起癌痛？

1. 肿瘤浅表或皮下转移引起的疼痛。

2. 肿瘤浸润破坏、压迫肋骨、脊柱、盆腔骨膜或损伤神经等引起的疼痛。

3. 肿瘤胸膜浸润引起的疼痛。

4. 腹盆腔肿瘤腹膜、腹壁浸润、压迫引起的疼痛。

5. 恶性胸腺瘤胸膜浸润或胸骨破坏引起的疼痛。

6. 实体肿瘤对周围组织、器官浸润、压迫引起的疼痛。

氩氦刀治疗腹膜后转移瘤引起的癌性疼痛的优势是什么？

氩氦刀冷冻治疗局部肿瘤引起的疼痛，是在直接毁损、杀灭肿瘤的基础上实现的，即直接解除疼痛之根本，通过控制肿瘤达到止痛的目的，且损伤小，并发症少，是理想的止痛方法之一。

腹盆腔转移瘤患者在行氩氦刀治疗前需要做哪些准备?

1. 治疗前的肠道准备。

2. 体位训练。

3. 清洁皮肤，洗澡。

4. 患者用物准备：一次性中单、550ml矿泉水4瓶、热水袋、尿壶。

5. 备皮：氩氦刀治疗前1天护士会将治疗区域的体毛剃净。

腹盆腔转移瘤患者氩氦刀术前饮食有什么要求?

氩氦刀治疗前1日要吃流食或半流食，易消化、易吞咽，无刺激性食物，如米汤、豆浆、面条，晚饭后不要再进食，手术当日早晨也不要吃饭。

腹盆腔转移瘤患者氩氦刀术前需要进行肠道准备吗?

由于肠道属于腹腔内器官，如果肠道内不清洁，肠道不排空，会影响手术，误伤肠道，所以需要进行肠道准备。

氩氦刀治疗腹盆腔转移瘤怎样进行肠道准备?

治疗前三天起清淡少渣饮食（也称低纤维饮食，是指食物纤维含量极少、易于消化的饮食，如粥类、面片汤等）。治疗前24小时进清流质饮食（如米粥、菜汁），治疗前一天下午服用导泻剂，晚上22:00以后禁食、水，治疗前当天早晨如果肠道准备没达到要求，护士会为患者进行清洁灌肠，直至大便呈无渣清水样。

氩氦刀治疗腹盆腔转移瘤需要做皮肤准备吗？

1. 需要进行皮肤准备。

2. 治疗前1天要剃光治疗区域的体毛。

3. 清洁皮肤、洗澡。

氩氦刀治疗腹盆腔转移癌术后多久可以进食？

术后常规禁食、水，待胃肠功能恢复，肛门排气后，听医生通知后即可进食。

腹盆腔转移瘤氩氦刀术后引起肠道损伤有哪些表现？

术后引起肠道损伤的表现有：腹痛、腹胀、恶心、呕吐、肠鸣音减弱或亢进。

如何观察术后穿刺点有无渗血？如何处理？

1. 查看术区覆盖的纱布有无渗出，渗出的量、颜色、性质。

2. 给予术区消毒，更换敷料，防止感染。

腹盆腔转移瘤氩氦刀术后出院指导是什么？

1. 进食清淡、易消化的饮食；少量多餐，不宜暴饮暴食。

2. 注意保暖，预防感冒。

3. 适度锻炼，增强自身抵抗力。

4. 避免去人多的公共场所，预防交叉感染。

5. 若出现腹痛、腹胀、排尿异常、发热等不适，要及时联系医护人员。

出院后饮食有哪些注意事项？

1. 进食清淡、易消化的饮食。
2. 避免辛辣刺激、生冷的食物，勿食腌制、烧烤等食品。
3. 给予富含高热量、高蛋白、富含维生素饮食。
4. 少量多餐，循序渐进，避免暴饮暴食。

如何进行康复锻炼？

1. 保持乐观心态。
2. 根据自身情况，选择合适的体育运动。
3. 适当运动，避免过劳。
4. 运动要注意循序渐进。

氩氦刀治疗腹盆腔转移瘤术后多长时间复查？

一般医生会根据患者的肿瘤部位、大小、病情，按患者个人情况告知复查时间，至少半个月复查一次，若有不适症状要随时就医。

氩氦刀治疗腹盆腔转移瘤术后复查哪些内容？

定期复查内容：血常规、核磁、B超、肝肾功能、肿瘤标志物等。

氩氦刀治疗腹盆腔转移瘤出现哪些症状应及时就诊？

患者出院后若出现腹痛加剧、腹胀、体温升高持续不降、恶心、呕吐、水肿等情况时应及时就诊。

第十一章 放射介入治疗

什么是介入治疗?

介入治疗，是介于外科、内科治疗之间的新兴治疗方法，包括血管内介入和非血管介入治疗。经过30多年的发展，现在已和外科、内科一道称为三大支柱性学科。简单地讲，介入治疗就是在不开刀暴露病灶的情况下，在血管、皮肤上做直径几毫米的微小通道，或经人体原有的管道，在影像设备（血管造影机、透视机、CT、MR、B超）的引导下对病灶局部进行治疗的创伤最小的治疗方法。

介入治疗有哪些优点?

介入治疗其特点是创伤小、简便、安全、有效、并发症少和明显缩短住院时间。

1. 介入治疗相对于内科治疗优点在于药物可直接作用于病变部位，不仅可大大提高病变部位药物浓度，还可大大减少药物用量，减少药物副作用。

2. 介入治疗相对于外科治疗优点在于：

（1）不需要开刀暴露病灶，一般只需几毫米的皮肤切口就可完成治疗，表皮损伤小、外表美观。

（2）大部分患者只需局部麻醉而非全身麻醉，从而降低了麻醉的危险性。

（3）损伤小、恢复快、效果满意，对身体正常器官的影响小。

（4）对于目前治疗难度大的恶性肿瘤，介入治疗能够尽量把药物局限在病变的部位，而减少对身体和其他器官的副作用，部分肿瘤在介入治疗后相当于外科切除。

介入治疗按操作方式可分为几种？

介入治疗按操作方式可分为两种：即血管内介入治疗和非血管介入治疗。

什么是血管内介入治疗？

是指使用1～2mm粗的穿刺针，通过穿刺人体表浅动静脉，进入人体血管系统，医生凭借已掌握的血管解剖知识，在血管造影机的引导下，将导管送到病灶所在的位置，通过导管注射造影剂，显示病灶血管情况，在血管内对病灶进行治疗的方法。包括：动脉栓塞术、血管成形术等。常用的体表穿刺点有股动静脉、桡动脉、锁骨下动静脉、颈动静脉等。

什么是非血管内介入治疗？

简单地讲就是没有进入人体血管系统，在影像设备的监测下，直接经皮肤穿刺至病灶，或经人体现有的通道进入病灶，对病灶治疗的方法。包括：经皮穿刺肿瘤活检术、瘤内注药术、椎间盘穿刺减压术、椎间盘穿刺消融术等。

血管内介入治疗包括哪些?

肿瘤性疾病方面主要包括肿瘤的供血栓塞与药物灌注、动脉内照射、放射性损伤的预防、化疗、术前栓塞肿瘤血管、血管作用性药物及酒精等灌注。

非血管内介入治疗包括哪些?

主要包括各种非血管性腔道的成形术（包括泌尿道、消化道、呼吸道、胆道等狭窄的扩张和支架等）、实体肿瘤局部灭活术（包括经皮穿刺瘤内注药术、射频消融术等）、引流术、输卵管粘连术等。

栓塞治疗包括什么?

1. 肿瘤的栓塞　肝癌、肺癌、盆腔等部位肿瘤均可通过导管将栓塞剂注入供血动脉，阻断其血运，达到“饿死肿瘤”的目的。

2. 出血的栓塞　晚期肿瘤常引发大出血，如不及时控制，常引起其他并发症，导致死亡。如肺癌、膀胱癌、胃底食管静脉曲张破裂等。该类患者应行急诊介入治疗，栓塞其供血血管，控制出血。如支气管动脉、髂内动脉、胃冠状静脉等。

肿瘤介入治疗有什么优点?

肿瘤介入治疗优点：微创、费用低、安全、创伤小、定位准确、疗效明显、副作用小、并发症少。

肿瘤的血管内介入治疗包括哪些?

1. 动脉灌注疗法。

2. 动脉栓塞疗法。

肿瘤的非血管内介入治疗包括哪些？

1. 经皮肝穿胆道引流术（PTCD）。

2. 影像引导下肿瘤消融术。

为什么有的原发性肝癌在做海扶刀术前要先行肝动脉化疗栓塞术？

对于肿瘤血供很丰富的患者，由于血流易带走超声的能量，导致海扶刀治疗的效率降低，因此海扶刀治疗前需进行肝动脉化疗栓塞术（TACE）。栓塞剂一般采用碘化油（简称碘油），一方面可以阻断肿瘤的血供，同时动脉内瞬时给予高浓度的化疗药物，这样可以起到一定程度的治疗效果，控制肿瘤的发展。另一方面肿瘤病灶内沉积的碘油作为很好的媒介可以吸收聚焦超声的能量，以提高海扶刀治疗的效率及疗效。

为什么有的原发性肝癌在做海扶刀术前要先行经皮瘤内碘油酒精注射？

对于有些不适合、不愿意做肝动脉化疗栓塞（TACE）治疗的患者，或是肝动脉化疗栓塞术（TACE）未达到预期治疗效果时，可以在超声引导下，将碘油酒精注入肿瘤内或较大肿瘤深面，无水酒精可以使部分肿瘤细胞脱水而死亡，碘油一方面作为媒介可以吸收能量，提高海扶刀治疗效率，另一方面，对于机载超声寻找识别较困难的小肿瘤病灶，碘油可以帮助超声定位。

什么是动脉灌注治疗？

动脉灌注治疗是一种微创、安全、痛苦小的肿瘤治疗方法，通过导管选择性将药物直接注入肿瘤的一支或多支供血动脉，以达到提高肿瘤组织药物浓度、增加抗肿瘤作用的目的。

动脉灌注治疗有哪些适应证？

1. 头颈部原发性恶性肿瘤　如甲状腺癌、上颌窦癌、牙龈癌、舌癌等。

2. 胸部恶性肿瘤　如支气管肺癌、食管癌。

3. 腹部恶性肿瘤　如原发性肝癌、肝脏转移癌、胃肠道恶性肿瘤、胆道系统恶性肿瘤、胰腺癌。

4. 泌尿系统恶性肿瘤　主要是妇科恶性肿瘤，如卵巢癌、子宫颈癌、子宫内膜癌、结直肠癌等。

5. 骨骼及软组织恶性肿瘤　如骨肉瘤等骨恶性肿瘤、骨转移瘤和软骨组织恶性肿瘤。

动脉灌注治疗有哪些禁忌证？

1. 白细胞 $<3\times10^9/L$。

2. 肝肾功能严重不全。

3. 严重的出血倾向。

4. 造影剂药物过敏。

5. 高血压。

6. 糖尿病未控制。

动脉灌注治疗常用的化学药物有哪些？

常用的化学药物有：丝裂霉素（MMC）、顺铂（DDP）、5–氟尿嘧啶（5–FU）、阿霉素（ADM）等，一般2种或3种药物联合应用，一次性大剂量灌注，每3~4周重复治疗一次。

动脉灌注治疗有哪些不良反应和并发症？

1. 穿刺部位局部出血、皮下血肿。
2. 血管创伤形成夹层或假性动脉瘤。
3. 脊髓损伤。
4. 化疗药物引起不良反应：胃肠道反应和骨髓抑制等。

什么是动脉栓塞治疗？

将栓塞剂通过导管注入靶动脉血管内，使其闭塞以达到治疗肿瘤的目的，称为动脉栓塞疗法。它常与化疗相结合，即将化疗药物与栓塞剂混合在一起进行栓塞可起到化疗性栓塞的作用，称之为动脉栓塞化疗。

动脉栓塞治疗的适应证有哪些？

动脉栓塞疗法适用于原发性或转移性肝癌、肝血管瘤、肾癌、盆腔肿瘤等的治疗以及鼻咽癌、肺癌、消化道肿瘤、盆腔肿瘤大出血时的栓塞止血治疗等。

动脉栓塞治疗的禁忌证有哪些？

1. 白细胞$<3\times10^9$/L。

2. 肝肾功能严重不全。

3. 严重的出血倾向。

4. 造影剂药物过敏。

5. 高血压；糖尿病未控。

6. 肝癌时严重黄疸、门静脉主干瘤栓、严重腹水也不宜行肝动脉栓塞。

动脉栓塞治疗有哪些并发症？

1. 栓塞后综合征：腹胀、腹痛、恶心、呕吐、发热、呃逆、黄疸、腹水等。

2. 异位栓塞。

3. 感染和脓肿形成。

4. 上消化道出血。

5. 骨髓抑制。

什么是经皮肝穿胆道引流术？

经皮肝穿胆道引流术是在X线或B超引导下，利用穿刺针经皮穿入肝内胆管，再将造影剂直接注入胆道而使肝内外胆管迅速显影，同时通过造影管行胆道引流。

经皮肝穿胆道引流术有哪些适应证？

1. 胆道及其周围恶性肿瘤引起的阻塞性黄疸。

2. 胆管结石、炎症和手术引起的胆道狭窄并阻塞性黄疸。

3. 先天性胆管囊肿和化脓性胆管炎。

经皮肝穿胆道引流术有哪些禁忌证？

1. 有明显出血倾向禁忌行该手术。

2. 大量腹水，肝功能衰竭禁忌行该手术。

经皮肝穿胆道引流管使用的注意事项是什么？

1. 妥善固定引流管，防止扭曲、打折、牵拉，保持引流管通畅。

2. 引流袋低于穿刺点30cm以上，24小时更换引流袋。

3. 穿刺处贴膜若有潮湿、松动，要及时告知医护人员，进行更换。

4. 注意观察引流液情况，有下列异常情况时要及时告知医护人员进行处理：引流液流不出、引流液量突然减少、引流液的颜色发生改变。

5. 观察和保护穿刺部位的皮肤，防止感染。

6. 长期放置引流管，3个月更换引流管。

经皮肝穿胆道引流术的优点有哪些？

1. 穿刺成功率高，创伤小，患者易接受。

2. 安全性大，退黄效果明显而迅速。

3. 适应范围广。

4. 高位胆道梗阻时传统手术难度大、并发症多，而经皮肝穿胆道引流术治疗有较大的优势。

经皮肝穿胆道引流术后可能发生哪些并发症？

1. 出血。

2. 胸膜损伤。

3. 胆道感染。

4. 胆汁瘘。

5. 胆汁性腹膜炎。

6. 导管阻塞。

7. 引流管脱出。

经皮肝穿胆道引流术后出现胆汁渗漏时如何处理？

1. 出现胆汁渗漏时不要紧张，要保持稳定情绪。

2. 患者若感觉手术区敷料潮湿，要及时告知医护人员进行更换。

3. 如果出现以下异常症状时要及时告知医护人员给予处理：如腹胀明显、腹痛加剧、体温升高等。

经皮肝穿胆道引流术后患者有哪些注意事项？

1. 术后卧床休息24小时，随时测量体温。

2. 妥善固定引流管并引流通畅，防止受压、脱落。

3. 选择高热量、高蛋白、低脂、高维生素易消化饮食，忌油腻食物及饱餐。

4. 养成良好的工作、休息和饮食规律，保持乐观的心态，避免劳累及精神过度紧张。

5. 观察引流液的颜色、性质、量，引流袋不能高于穿刺处，注意无菌防止逆行感染。

6. 上腹部如果出现进行性增大的肿块及腹痛、腹胀等不适症状时要及时告知医务人员。

7. 定期复查，术后胆红素1~2周可降至正常，4~6周后肝功能逐渐恢复。

内支架置入术有哪些适应证？

1. 食管癌引起的食管狭窄、食管气管瘘、食管纵隔瘘。

2. 胆道及其周围组织恶性肿瘤引起的阻塞性黄疸。

3. 气管内或气管外肿瘤引起的气道狭窄。

4. 各种原因引起的血管狭窄。

什么是肝动脉化疗栓塞术（TACE）？

肝动脉化疗栓塞术时经皮穿刺股动脉，在X线透视下将导管插至肝固有动脉或其分支，注射抗肿瘤药物和栓塞剂，可以持久阻断肿瘤血供，控制肿瘤的生长，使肿瘤坏死缩小。

肝动脉化疗栓塞术的适应证有哪些？

1. 原发性肝癌或转移性肝癌。

2. 肝脏血管病变。如动脉瘤。

3. 肝外伤出血或肝癌致肝破裂急症行肝动脉栓塞术。

肝动脉化疗栓塞术的禁忌证有哪些？

1. 严重肝肾功能不全。

2. 严重黄疸。

3. 门静脉主干癌栓或主干被侵犯，当门静脉主干完全阻塞时为绝对禁忌，如海绵状改变仍有血流为相对禁忌。

4. 大量腹水。

5. 全身广泛转移。

6. 肿瘤已超过肝脏的4/5。

肝动脉化疗栓塞术前患者应做好哪些准备？

1. 消除患者对介入治疗的紧张心理，以配合医生成功地实施手术。

2. 完善术前检查：肝、肾功及凝血酶原时间。

3. 术前应增加营养，提高机体抵抗力和耐受力，保证介入治疗的顺利进行。

4. 用物准备：一次性中单1个或浴巾1条，小便器1个。

5. 术前一日做碘过敏试验。

6. 治疗前一日护士会将术区毛发剔除干净，有条件者在前一晚洗澡，洗澡时注意保暖，避免着凉。

7. 练习床上排大、小便。

8. 术前禁食4~6小时。

9. 术前若有发热、感冒、月经来潮等不适症状时，要及时告知医护人员。

肝动脉化疗栓塞手术中患者可能会出现哪些不适症状？

1. 胸闷、憋气、呼吸困难。

2. 恶心、呕吐：动脉化疗栓塞术时，由于短时间内注入大量化疗药可致恶心、呕吐。

3. 疼痛：术中化疗栓塞时，由于血管内膜受刺激及组织缺血可导致疼痛。

若出现以上症状且疼痛难以忍受时要及时告知手术医生。

肝动脉化疗栓塞术中患者需要注意什么?

术中积极配合医生和护士摆体位及各种治疗和操作，治疗体位一旦摆好则勿随意改变。治疗过程中如有任何不适要及时告知医生及护士。如：肝区疼痛较剧烈、心慌、出虚汗、发冷寒战、治疗区放射到别的部位不适等要及时与医护人员沟通。

肝动脉化疗栓塞术可能存在哪些风险?

1. 过敏性反应：术中所用药物（造影剂、麻醉剂等）可能造成皮肤过敏、呼吸困难、过敏性休克、溶血反应。

2. 穿刺点并发症：局部血肿、假性动脉瘤或动-静脉瘘形成、邻近脏器损伤。

3. 选择性插管相关并发症：血管痉挛、血管内膜损伤、血管破裂、血栓形成、附壁血栓或斑块脱落，造成相应供血组织、器官缺血、坏死。

4. 术中血管痉挛、血管内膜损伤、血管破裂。

5. 造影剂、化疗药物引起的毒副作用：过敏反应、胃肠道反应、骨髓抑制、心脏肝肾功能损害、皮肤黏膜溃疡等。

6. 栓塞后发热、局部疼痛、胃肠道反应。

7. 严重心律失常、急性心衰、休克。

8. 感染。

肝动脉化疗栓塞术后患者会有什么不适反应?

1. 消化道反应：肝区不适，腹胀、恶心、呕吐等。

2. 治疗区疼痛。

3. 发热。

肝动脉化疗栓塞术后应该多吃些什么？

肝动脉化疗栓塞术后患者即可以进食、饮水，此时应给予患者清淡、易消化的高蛋白、高维生素、高热量的饮食，少量多餐，多饮水。

肝动脉化疗栓塞术后疼痛怎么办？

肝动脉化疗栓塞术后的疼痛以肝区疼痛为多见，因肝癌的血供95%以上来源于肝动脉，肝动脉栓塞时，肝癌血供减少90%左右，造成癌肿缺血、缺氧、坏死，局部组织炎性水肿、肝包膜紧张度增加引起疼痛。急性动脉栓塞时，患肢也可出现疼痛。患者出现疼痛时医务人员应多与患者沟通，告诉患者疼痛反应是介入治疗术后的正常发应，同时患者要及时告知医护人员，医护人员会根据患者的反映判断疼痛的程度，轻度疼痛患者能耐受的情况下，通过转移患者注意力或听音乐等方法来放松心情缓解疼痛。中度以上的疼痛医生会在排除相关禁忌证的情况下给患者应用镇静止痛药物，以达到止痛的目的。

肝动脉化疗栓塞术后发热原因是什么？

主要原因是术后肿瘤组织坏死产生致热原影响中枢散热调节有关，发热的发生率与栓塞用药剂量有关，一般不需特殊处理，如体温超过38.5℃，应及时报告医护人员给予处理。

肝动脉化疗栓塞术后发热如何处理？

1. 密切监测体温的变化，每日定时测量体温或患者感到不适时及时测量体温。

2. 鼓励患者多喝水，以利于造影剂的排出，减少肾脏并发症的发生。出汗较多时，及时给患者更换床单、被单、衣裤，保持床单位和皮肤清洁干燥。

3. 患者体温升高时应及时告知医护人员，体温低于38.5℃时主要给予物理降温，如酒精擦浴或温水擦浴；体温超过38.5℃时医生会给予药物降温、局部冰敷等；在降温过程中由于患者出汗较多，应让患者多饮水，及时更换潮湿的衣被，以保持皮肤干燥、舒适，更换衣被时应注意保暖，避免着凉。

4. 物理降温或用药后要注意监测体温的变化。

肝动脉化疗栓塞术后患者出现恶心、呕吐怎么办?

肝动脉化疗栓塞术后患者出现恶心、呕吐的原因是高浓度化疗药物的作用，刺激胃肠道引起应激性反应。一般持续一周后可自行消失，术后医生会根据患者的用药剂量和反应给予保护胃黏膜和止吐药物，患者及家属不要过分担心，要让患者注意休息，保持病房环境安静、清洁，避免给患者不必要的刺激，进食清淡可口易消化的食物，呕吐后及时用清水漱口，以清除口腔异味使患者舒适。

肝动脉化疗栓塞术后穿刺点出血了怎么办?

患者进行肝动脉化疗栓塞术穿刺点一般选择股动脉（大腿根部腹股沟处），术后穿刺点需要用专用压迫器压迫止血，大多不会出现出血现象，但由于患者凝血功能异常或压迫器松动等原因，会出现穿刺点出血现象，穿刺点出血量少时因敷料覆盖不易察觉，出血多时患者会感觉到穿刺点附近有明显的湿热感或可见纱布敷料染红，发现上述情况后应立即报告医护人员进行处理。

肝动脉化疗栓塞术后出现局部水肿如何处理？

局部水肿是血管穿刺插管术中最常见的并发症，发生率在1%~5%。术后应严密观察和及时处理。应注意患者穿刺点局部有无明显隆起、胀痛及皮下淤血。一旦形成血肿，应立即重新压迫止血，并加压包扎。一般血肿可待其自行吸收痊愈。如果血肿较大可采用较粗大的针穿刺抽出淤血，并在血肿稳定后实施热敷或其他物理治疗促进血肿吸收。

肝动脉化疗栓塞术后患者出院后有哪些注意事项？

1. 进食高热量、高蛋白质、富含维生素饮食，每日饮水量不少于1500ml。

2. 预防感染，尽量不到人多的公共场所，注意保暖、预防感冒。

3. 根据自己的体质，选择适合的运动项目、避免过度劳累。

4. 每日定时监测体温，体温升高时及时就诊。

5. 严格按医嘱要求服用治疗药物。

6. 按医嘱按时到医院复查，若出现恶心、呕吐加重、发热加重、皮肤黄染、疼痛加剧等情况时要及时到医院就诊。

肝动脉化疗栓塞术后有哪些注意事项？

1. 鼓励患者进食高热量、高蛋白质、富含维生素、低脂肪、清淡易消化的食物。

2. 鼓励患者多饮水，以利于造影剂的排出，减少肾脏并发症的发生。

3. 注意监测患者体温，如果体温持续不降或不能耐受的情况下要及时告知医护人员。

4. 术侧肢体制动6~8小时，为防止患者肢体麻木或酸胀的感觉患者家属可以按摩其肢体，术区对侧肢体可适当活动。

5. 指导患者采用放松技术（如深呼吸、听轻松音乐），以减轻疼痛。

6. 如患者出现恶心、呕吐时给予侧卧位或头偏向一侧，防止误吸呕吐物而导致窒息。

7. 保持室内环境清洁、空气清新，病房定时开窗通风。

8. 拆除压迫器后1天，穿刺点未结痂前避免着水，以防感染。

9. 穿柔软、舒适的棉质内衣，增加患者舒适感。

10. 定时复查血象，若出现以下不适症状：恶心、呕吐、术侧下肢麻木、体温过高、寒战时要及时告知医务人员。

留置动脉导管患者应注意什么？

1. 保持导管通畅防止堵塞。

2. 留置导管一侧的肢体禁止活动。

3. 穿刺点保持清洁、干燥，若有渗出，及时报告医护人员，防止导管感染。

哪些患者适合做利卡汀药物（美妥昔单抗注射液）治疗？

不能手术切除或术后复发的原发性肝癌，以及不适宜行动脉导管化疗栓塞（TACE）或经TACE治疗后无效、复发的晚期肝癌患者。

利卡汀药物治疗前患者需做哪些准备？

1. 消除紧张心理，稳定情绪。

2. 治疗前3天开始口服碘（0.5ml/次，每日3次），总共口服10天，保护甲状腺。

3. 皮试：用药前，需先进行皮试，阴性者方可进行利卡汀药物治疗。

4. 术前禁食4~6小时。

5. 练习床上排尿。

6. 用物准备：一次性中单1个或浴巾1条、小便器1个。

7. 备皮：治疗前1天要剃光治疗区域的体毛。

利卡汀药物治疗后患者应注意什么？

1. 利卡汀治疗后在放射防护病房进行观察。

2. 家属避免长时间接触患者，注意隔离防护。

3. 患者不要随意走动、随意窜病房。

4. 鼓励患者多饮水。

5. 如有恶心、疼痛、呕吐、发热等症状时要及时报告医护人员。

第十二章 射频消融治疗、放射性粒子治疗、微波消融治疗

射频消融治疗肿瘤技术的基本原理是什么？

肿瘤射频消融治疗的基本原理是肿瘤细胞对热的耐受能力比正常细胞差，射频发生器产生的高频射频波通过插入肿瘤组织中的电极发出射频电流，再经辅助电极形成回路，通过周围组织中的分子摩擦和离子逸散而产热，局部温度可达90～100℃而导致肿瘤组织发生凝固性坏死。

射频消融治疗肿瘤技术的机制是什么？

1. 高温使靶区肿瘤组织发生凝固性坏死而直接杀灭肿瘤细胞。

2. 高温影响肿瘤细胞质的相变及流动性，从而影响细胞膜的各种功能。

3. 高温增加肿瘤细胞内溶酶体酶的活性，影响多种细胞器尤其是线粒体的正常功能。

4. 高温使肿瘤周围的血管组织凝固，形成反应带，从而减少或阻断肿瘤血供，防止肿瘤扩散。

5. 在肿瘤细胞发生凝固性坏死过程中，细胞膜等部位抗原暴露或肿瘤细胞免疫表型变化，可刺激机体产生特异性抗体，而杀灭或抑制肿瘤生长或扩散。

6. 导致肿瘤细胞发生凋亡。

哪些患者适宜做射频消融治疗?

1. 经病理或临床诊断明确的肝脏恶性肿瘤：单发肿瘤直径≤5 cm或多发肿瘤数目≤3个，最大病灶直径≤3 cm，无血管、胆管侵犯或远处转移；不愿意接受手术治疗或有手术禁忌证的小肝癌；深部中心型小肝癌，手术切除后复发或者残留小结节。

2. 无严重肝肾心肺脑等器官功能障碍、凝血功能正常或接近正常。中晚期肝癌因各种原因不能手术切除肝癌的姑息性治疗。

3. 患者等待肝移植前控制肿瘤生长以及移植后复发转移。

4. 大肝癌经肝动脉插管栓塞化疗术后的补充治疗。

5. 肝脏转移性肿瘤化疗前后辅助治疗。

6. 肺部恶性肿瘤的姑息性治疗。

7. 已有研究报道将射频消融治疗技术用于肾脏肿瘤、乳腺肿瘤、骨骼肿瘤和胰腺肿瘤等恶性肿瘤，但还缺乏足够的循证医学来支持。

哪些患者不适宜做射频消融治疗肿瘤技术?

1. 肿瘤位于肝脏脏面，其中1/3以上外裸的肿瘤。

2. 弥漫性肝癌，或合并门脉主干至二级分支或肝静脉癌栓。

3. 严重的黄疸，尤其是阻塞性黄疸，或肝脏显著萎缩，肿瘤过大，射频消融范围需达三分之一肝脏体积者。

4. 近期1个月内有食管（胃底）静脉曲张破裂出血者。

5. 严重的肝、肾、心、肺、脑等主要脏器功能衰竭。

6. 活动性感染尤其是胆道系统炎症等。

7. 不可纠正的凝血功能障碍及严重血象异常，有严重出血倾向者。

肝脏肿瘤射频消融治疗有哪些优点？

1. 可以把肝脏肿瘤治疗微创化，射频的电极针只涉及直径最大5 cm范围，对其余的肝组织影响不大。

2. 特别是对于严重肝硬化患者，可以尽量保存有正常功能的肝组织。

3. 对于小肝癌和多发的肝癌，有严重肝硬化不能耐受手术切除的患者是比较适合的。

4. 患者治疗后的反应比较小，而且肝脏肿瘤射频消融术可以反复进行，前阶段的射频对以后的治疗不影响，这就打消了许多人再次手术顾虑。

肝脏肿瘤射频消融治疗有哪些缺点？

1. 任何技术在临床应用中都有一定的限制，对于肝脏肿瘤做射频消融治疗最重要是肿瘤的大小，大于5 cm肿瘤射频消融的覆盖面不容易完全，残留肿瘤的比例高。这种患者首选应该是外科手术切除，如果是身体原因不能耐受手术时可以考虑行肝脏肿瘤射频治疗。

2. 另一个影响效果的原因是射频电极针穿刺的准确性，在实际操作中比如说位置不好、严重肝硬化结节对超声影像的判断、设备的原因等都直接影响穿刺的准确性，最后都对效果有影响。

射频消融术前患者应做哪些常规检查？

1. 血尿便常规检查。

2. 出凝血五项。

3. 肝功能及血清酶学检查。

4. 肿瘤标志物的检查。

5. 糖尿病患者测血糖。

6. 50岁以上患者应查肝肾功能、心电图和胸片检查。

7. 各种影像学检查在术前也是必须的。

8. 治疗当日患者禁食水8小时，建立静脉通道。

肝肿瘤射频消融术后常会出现哪些症状？

1. 出血：包括肝内血肿、肿瘤破裂。

2. 感染：主要包括肝脓肿、腹膜炎。

3. 胆道并发症：主要包括胆道感染、胆道出血、胆汁性腹膜炎、胆囊炎、胆道梗阻及胆瘘。

4. 门静脉或肝静脉血栓。

5. 邻近的消化道及组织损伤：如肠穿孔、胃蠕动减弱。

6. 肿瘤种植。

7. 肝功能不全。

8. 少见并发症：顽固性疼痛、心包填塞（因邻近心包，热损伤可引起出血）、肾功能不全。

射频消融治疗术前患者有哪些注意事项？

1. 术前禁食水4~6小时。

2. 术前排空膀胱。

3. 患者若有咳嗽，请告之医务人员，必要时遵医嘱给予止咳药。

4. 保持皮肤清洁，注意保暖，防止感冒。

5. 术前更换病号服，去掉随身佩戴的饰品，把头发梳好。

射频消融术后患者应注意什么？

1. 注意观察射频消融穿刺点敷料是否清洁、干燥，是否有无渗血，有异常时要及时告知医护人员处理。

2. 术后饮食注意

（1）多饮水。

（2）根据病情可给予高热量、高维生素、低盐低脂肪饮食。

（3）少量多餐，防止过饱。

（4）禁食易引起腹胀的食物，如：豆类、奶制品等。

3. 保持二便通畅，排便时勿用力。

4. 保证休息，适当活动，避免剧烈运动。

5. 保持心情愉快。

肝脏肿瘤射频消融术后出现发热症状如何防治？

1. 多饮水，饮食宜清淡、易消化、少油腻、辛辣等刺激性食物。

2. 体温<38.5℃时，给予物理降温，如温水擦浴、酒精擦浴。

3. 体温>38.5℃且持续不降时，给予药物降温。

4. 出汗较多时要及时更换衣服，注意保暖、避免着凉。

肝脏肿瘤射频消融术后出现出血症状如何防治？

1. 术后患者绝对卧床休息至少6小时。

2. 出现心慌、出虚汗、四肢湿冷、恶心、腹痛等症状时要及时告知医务人员。

3. 严密观察患者血压、心率等生命体征变化。

肝脏射频消融术后出现肝脓肿会有哪些症状？

肝脏射频消融术后出现以下症状提示可能发生肝脓肿：肝区疼痛、黄疸、寒战、发热。

肝脏肿瘤射频消融术后出现疼痛症状如何防治？

1. 肝脏肿瘤射频消融术后要注意卧床休息。

2. 患者发生治疗区疼痛时，要及时准确地向医护人员描述疼痛的程度、性质。

3. 轻度疼痛时，可以采取放松方式进行缓解：深呼吸、听轻松音乐。

4. 中、重度疼痛时，医务人员会给予相应的止痛药进行处理。

肝脏肿瘤射频消融术后出现胃肠道症状（恶心、呕吐、食欲下降等）如何防治？

1. 术后出现恶心呕吐时饮食宜清淡，可以少量多餐，多吃水果，避免辛辣、刺激性、油腻、生冷食物。

2. 适当饮水。

3. 必要时给予止吐药物。

4. 静脉内补充营养药物。

肝脏肿瘤射频消融术后出现肝脓肿应注意什么？

1. 定期监测血糖、尿糖，控制血糖在安全范围。

2. 勤测体温，如出现高热、寒战，要及时告知医务人员。

3. 术后如持续发热超过2周，体温＞38℃，应考虑是否有肝脓肿形成。

4. 脓肿形成后，会行肝脓肿穿刺引流治疗术。

肝癌射频消融术后出现发热有哪些注意事项?

1. 在发热期间要鼓励患者进食高蛋白、高热量、高维生素饮食，保持口腔的清洁卫生，使患者感觉舒适，增加食欲，从而增强机体抵抗力。

2. 寒颤时注意保暖，减少患者的不适感。

3. 出汗多时要注意及时更换衣物，及时擦干皮肤，避免受凉。

4. 鼓励患者多饮水，以补充水分，必要时遵医嘱补液治疗。

肺癌患者射频消融治疗术后可能会出现哪些症状?

1. 发热。

2. 胸痛。

3. 咳嗽、咳痰。

4. 呼吸困难。

5. 咯血。

6. 气胸。

肺癌射频消融术后出现发热的原因是什么？如何防治?

肺癌射频消融术后出现发热的原因主要是由于病灶炎症吸收所产生的吸收热，多数为低热，要多饮水，勤监测体温，必要时护士会遵医嘱静脉内补充液体，给予物理降温（冰袋冷敷、酒精擦浴）或者进行药物降温。

肺癌射频消融术后出现胸痛的原因是什么？如何防治？

1. 术后出现胸痛的原因：与壁层胸膜受刺激有关。

2. 防治原则：

（1）缓解紧张情绪，安排舒适卧位。

（2）采用听音乐、深呼吸、全身放松等方式来缓解疼痛。

（3）疼痛难忍时要告知医生给予药物止疼处理。

肺癌射频消融术后出现咯血如何处理？

1. 稳定情绪，不要紧张。

2. 可取半坐卧位或者仰卧位头偏向一侧，避免引起误吸、呛咳。

3. 每次咯血要告知医生、护士，以便医护人员观察咯血的量、颜色，并根据患者咯血情况给予止血治疗。

4. 肺癌射频消融术后患者若有心慌、头晕等不适时应及时告知医护人员。

5. 患者出院在家发生咯血要及时到医院就诊。

肺癌射频消融术后出现气胸如何处理？

1. 患者要卧床休息，可取半卧位。

2. 若感觉憋气明显时要及时告知医务人员给予吸氧。

3. 少量气胸时可自行吸收，大量气胸时，需行胸腔闭式引流术。

肝癌患者射频消融术后出院有哪些注意事项？

1. 大部分患者在治疗后3~5天即可出院。

2. 出院后饮食应进食高蛋白、高维生素、高碳水化合物，低脂肪饮食。避免辛辣刺激性食物，禁食坚硬、过冷、过热的食物。

3. 应禁烟、戒酒。

4. 遵医嘱按时按量口服药物。

5. 患者出院后如出现以下症状应及时到医院就诊：疼痛加重或疼痛不缓解；大便呈黑色或便血、呕血、发热、性格改变、行为异常等。

肝脏肿瘤射频消融治疗后复查哪些项目？

术后1~3个月做一次增强CT检查，如果发现肿瘤复发可再次治疗。同时抽血查甲胎蛋白和其他肿瘤标记物及肝肾功能检查，动态观察有无升高的情况，指标升高也显示有肿瘤复发。

什么是粒子植入术？

粒子植入，全称为“放射性粒子植入治疗技术”，是一种将放射原植入肿瘤内部，让其持续释放出射线以摧毁肿瘤的治疗手段。每个粒子就像一个小太阳，其中心附近的射线最强，可最大限度降低对正常组织的损伤。

粒子植入术治疗有哪些优点？

1. 靶器官定位准确，不出血或少出血，为最好的、准确的适形照射。

2. 可采用多种植入方式（B超引导经皮穿刺、腔镜、手术中），满足不同患者的需求。

3. 保证肿瘤靶区得到高剂量治疗，局控率高。

4. 放射能量得到完全利用，正常组织损伤小，患者无痛苦。

5. 周围正常组织得到保护，并发症少。

6. 容易操作。

7. 一次永久性植入，适形度高，避免重复照射的不准确性。

8. 局部剂量高，肿瘤杀伤效果好，提高肿瘤治愈率和降低复发率。

9. 持续低剂量照射利于正常组织的亚致死损伤修复，利于缺氧细胞的杀灭。

10. 缩短治疗时间及住院时间。

接受粒子植入的患者术前需做哪些常规检查？

1. 血常规、凝血功能、血生化、免疫检查。

2. 心电图检查。

3. 胸部X线检查。

4. 肿瘤病理检查。

哪些患者适合做粒子植入术？

1. 经病理诊断证实的恶性实体肿瘤。

2. 肿瘤浸润广难以手术切除，或者手术残留。

3. 无法做手术的原发肿瘤，如巨块型肝癌、鼻咽癌等；或者患者拒绝进行手术治疗。

4. 需要保留重要功能性组织或手术将累及重要脏器的肿瘤，如脑深部肿瘤。

5. 外照射效果不佳或失败的患者。

6. 复发或转移癌。

粒子植入术术前有哪些注意事项？

1. 向医生详细叙述病情，进行体检。

2. 详细询问手术情况及可能出现的并发症。

3. 练习在床上排大、小便。

4. 做碘过敏试验及有关的药敏试验。

5. 术前1天洗澡，保持皮肤清洁。

6. 术前若有发热、上呼吸道感染、月经来潮等，要及时报告医生。

7. 术前饮食准备：

（1）鼻咽、舌：术前漱口。

（2）肺部：止咳、屏气的训练。

（3）腹、盆腔：术日禁食6小时（或根据医嘱执行）。

粒子植入术后有哪些注意事项？

1. 术后3天应监测体温，每天4次，体温在38.5度以上者应及时降温。

2. 注意观察穿刺部位有无渗血，若敷料有渗出、污染、松动时，要及时告知医护人员进行更换。

3. 术后嘱患者平卧6小时。

4. 患者不要随意互窜病房；家属不宜密切接触患者，最好保持1米的距离；儿童、孕妇避免接触患者。

5. 粒子植入部位覆盖铅防护帘。

6. 当患者突然出现呼吸困难、胸痛、咳嗽、咯血伴心率加快，有不明颗粒脱落等异常情况时应及时就诊。

7. 多饮水、加强营养支持，给予高蛋白、高维生素、易消化饮食等。

8. 保持病房空气清新洁净，病房室温保持在22~24℃。

粒子植入术后如何观察伤口？

1. 勤监测体温，每日测4次体温。

2. 观察伤口敷料，如出血较多时，及时告知医务人员，及时更换。

3. 伤口疼痛明显时，可口服止疼药。

4. 注意保护粒子植入部位的皮肤，给予皮肤保护剂外涂。

前列腺癌患者粒子植入术术后有哪些注意事项？

1. 患者术后应平卧6小时。

2. 严密观察粒子植入部位皮肤颜色（温度）等变化。

3. 患者若有疼痛，要及时告知医务人员。

4. 术后24小时内，应注意有无血尿及尿频、尿急、尿痛。

5. 术后1到2天内，应用小便器小便，注意观察是否有粒子流出。

胰腺癌患者粒子植入术后会发生哪些症状？

1. 胰瘘。

2. 胃痉挛。

3. 感染。

4. 肺栓塞。

5. 出血：多为伤口渗血或引流管内出血。

6. 白细胞减少及肝功能异常。

什么是胰瘘?

胰瘘是急、慢性胰腺炎和腹部外科手术后特别是胰腺手术和外伤后严重的并发症之一。各种原因致胰管破裂，胰液从胰管漏出7天以上即为胰瘘。

出现胰瘘怎么办?

胰瘘的治疗原则首先是抑制胰腺分泌，包括体外营养支持、抑制胰酶活性和使用生长抑素类似物；其次是胰瘘引流，包括各种经皮置管引流、手术引流和经内镜引流。医生会为患者定期监测腹腔引流液的淀粉酶水平。

胰腺癌患者粒子植入术后出现胃痉挛怎么办?

胃痉挛发生后短期要禁食，待症状缓解后给予温凉、清淡及易消化饮食，少食多餐，细嚼慢咽，食物温度控制在37～40℃。可进食补气养血类食物，如红枣、黑木耳等，以增强机体抵抗力。

胰腺癌患者粒子植入术后出现感染怎么办?

1. 保持口腔卫生，或者用漱口液、喷剂喷口腔内侧，早晚各一次。
2. 可多做深呼吸运动，预防肺部感染。
3. 保持皮肤清洁，伤口敷料有渗出时，医生会及时换药。

胰腺癌患者粒子植入术后出现肺栓塞怎么办?

当出现呼吸困难、咳嗽、咯血，胸痛伴心慌、发绀时要立即按呼叫器报告医务人员。

（1）稳定情绪，不要慌张。

（2）给予鼻导管或者面罩吸氧，严重胸痛时可遵医嘱吗啡5～10 mg皮下注射，指导患者进低脂、清淡饮食，保持大便通畅，避免便秘、咳嗽等，以免增加腹腔压力，影响下肢静脉回流。

胰腺癌患者粒子植入术后出现出血怎么办？

出血多为伤口渗血或引流管内出血，术后严密观察引流管内液体的颜色、性状、量的变化及伤口敷料有无渗漏情况，若有出血征象应及时通知医护人员。

胰腺癌患者粒子植入术后需要监测哪些指标？

1. 血液检查　术后可能会出现白细胞减少及肝功能异常，定期复查血常规和肝功能的变化。

2. 血液肿瘤标志物检查　血清癌胚抗原（CEA）、CA19-9。

3. 影像学检查　B超、增强CT、核磁共振（MRI）。

肺癌患者粒子植入术后有哪些并发症？

1. 气胸。

2. 血胸。

3. 肺部感染。

肺癌患者粒子植入术后需要注意什么？

1. 卧床休息，减少不必要的活动。

2. 出现呼吸困难、咯血及缺氧征兆时，采取半卧位头偏向一侧，并及时通知医务人员。

粒子植入术后患者如何防护？

1. 不要随意窜病房，保持病房通风。
2. 植入部位覆盖铅防护帘。
3. 与家属保持1米的距离。
4. 儿童及孕妇不宜接触患者。
5. 尽量不到人多的公共场所。

粒子植入术后出院有哪些注意事项？

1. 定期复查血常规、肝功能，了解治疗效果。
2. 家属做好自身防护。
3. 按时、按量服药。
4. 适当锻炼，增强机体抵抗力，避免过劳。
5. 保持良好的心理状态，养成良好的个人卫生习惯。
6. 如有不适应及时就医。

什么是微波消融治疗？（MWA）

微波消融治疗恶性肿瘤即通过微波辐射器将高频电磁波的能量转换成热能，作用于肿瘤组织，通过内源性加热使肿瘤组织凝固坏死，达到治疗肿瘤的目的。

哪些肿瘤适合做微波消融治疗？

肝癌、肺癌、乳腺癌等，目前主要开展肝癌微波消融术。

哪些肝癌可以做微波消融术

1. 单发肿瘤，每个肿瘤最大径≤5cm。

2. 多发肿瘤，数目≤3个，每个肿瘤最大径≤4cm。

3. 肿瘤距离周边重要结构（如左右肝管等≥0.5cm）

4. 无门静脉癌栓或肝外转移。

5. 肝功能为Child A级或B级，无顽固性腹水。

6. 凝血酶原活性＞50%，血小板计数＞70×10^8/L。

哪些肺癌可以做微波消融术？

1. 不能手术切除的原发性或转移病灶，病灶数目＜3个，最大径＜3cm。

2. 手术切除后的复发病灶。

3. 肿瘤边缘距离肺门等重要位置≥0.5cm。

4. 对放疗和化疗有严重反应的患者。

5. 要求消融而无禁忌证的患者。

哪些乳腺癌可以做微波消融术？

1. 单发肿瘤且癌灶内无广泛管内癌成分。

2. 肿瘤直径＜3cm，距皮肤＞1cm。

3. 乳房大小及形状无异常，可耐受放疗。

4.自愿要求消融治疗，无治疗禁忌证。

哪些肝癌患者不适合做微波消融术？

1. 肝功能分级Child-Pugh C级，经治疗未改善者。

2. 患者意识障碍。

3. 弥漫性肝癌。

4. 心、肺、肾、肝等重要脏器功能衰竭者。

5. 顽固性大量腹水者。

6. 不可纠正的凝血功能障碍者。

7. 肝外门静脉癌栓、肝外胆管癌栓、非肝段下腔静脉癌栓者。

哪些肺癌患者不适合做微波消融术？

1. 严重心肺功能障碍。

2. 肺部感染。

3. 凝血功能障碍。

4. 肺功能较差，不能平卧，或全身状况较差，难以承受手术者。

5. 肿瘤体积较大或弥漫性病变。

6. 靠近肠管或胆囊、胆管、血管的病灶。

微波消融术治疗肿瘤有哪些优点？

1. 操作简单、创伤小，疗效确切、恢复快。

2. 对直径≤5cm灶可达到局部根治。

3. 可反复多次、对复发及多发病灶适用。

4. 肿瘤坏死清除过程中刺激机体抗肿瘤免疫抑制肿瘤生长。

微波消融治疗肝癌有哪些不良反应？

1. 发热。

2. 局部疼痛。

3. 无症状的反应性胸腹水。

4. 胆囊壁增厚。

5. 胆管轻微狭窄。

6. 肝被膜下血肿。

7. 动静脉瘘。

8. 不需要处理的皮肤烫伤。

9. 肝功能异常（通常在1~2周可以治愈）。

10. 严重并发症：肝脓肿和脓胸、胆管损伤及肠穿孔。

微波消融术治疗肺癌有哪些并发症？

1. 气胸。

2. 咯血。

3. 皮肤损伤。

4. 感染。

5. 空洞形成。

微波消融术治疗乳腺癌有哪些并发症？

1. 皮肤烫伤。

2. 肿瘤周围残留。

3. 皮下硬结。

4. 脂肪液化。

肝肿瘤微波消融术前如何进行体位及呼吸配合训练？

1. 仰卧位，右侧手上举抱头，左侧手自然下垂放在身体左侧。

2. 在平静呼吸状态下屏气，以保证每次呼吸幅度基本一致。

胰腺癌微波消融术后需要监测哪些指标？

1. 血液检查　术后可能会出现白细胞减少及肝功能异常，定期复查血常规和肝功能的变化。

2. 血液肿瘤标志物检查　血清癌胚抗原（CEA）、CA19–9。

3. 影像学检查　B超、增强CT、核磁共振（MRI）。

肝癌患者行微波消融术前需要哪些常规准备？

1. 皮肤准备　保持皮肤清洁、洗澡。

2. 胃肠道准备　术前4小时禁食、水，进入手术室前排空膀胱。

肝肿瘤微波消融术中会出现哪些不适？

肝肿瘤微波消融术中患者可能会出现疼痛、恶心、呕吐、心率减慢等不适反应，一旦出现不适症状时应及时告知医务人员。

肝脏肿瘤微波消融术后饮食应注意什么？

术后6小时以后可以进食，饮食以高热量、高维生素、易消化的清淡饮食为主，不宜食辛辣、刺激的食物，禁食坚硬、过凉过热食物；禁酒；因微波术中高温作用，患者会出汗较多，术后鼓励患者多饮水。

肝脏肿瘤微波消融术后出现肝脏破裂出血怎么办？

1. 鼓励安慰患者，使其消除不必要的顾虑，不要紧张。

2. 术后患者需要绝对卧床休息，避免过早下床活动。

3. 如果出现疼痛加剧、头晕、心慌、出虚汗、口唇、甲床发绀等不适症状时要及时告知医务人员。

肝脏肿瘤微波消融术后出现气胸怎么办？

1. 请安抚患者情绪、不要紧张。

2. 如果出现呼吸困难、喘憋明显等症状时应及时告知医务人员。

3. 少量气胸者可自行吸收，大量气胸者应予以胸腔闭式引流术。

肝脏肿瘤微波消融术后出现肝功能损害后如何护理？

1. 保持病房空气清新，定时通风，患者要卧床休息，减少活动。

2. 注意观察患者尿颜色是否加深，尿量是否减少，排尿是否困难。

3. 注意询问患者有无腹胀、观察下肢有无水肿或水肿加重。

4. 注意观察患者精神状况是否变差，行为举止是否与以往不同。

5. 饮食以高热量、高维生素、易消化饮食为主，可少量多餐。

6. 保持大便通畅，避免便秘，大便时不要用力。

7. 若有不适时应及时告知医务人员进行处理。

肝脏肿瘤患者微波消融术后出院后有哪些注意事项？

1. 注意休息、避免劳累，不能做剧烈运动。

2. 保持心情舒畅，多与朋友、家人沟通，听轻松音乐，看励志、轻松的影视和书籍。

3. 禁烟、禁酒，饮食宜清淡、优质蛋白的易消化饮食为主。不食辛辣、刺激、坚硬的食物。

4. 保持大便通畅，注意大便颜色变化，如有黑便、血便应及时就诊。

肝脏肿瘤微波消融术后复查哪些项目？

定期随诊，常规1~3个月复查血常规和肝、肾功能、甲胎蛋白、CT等影像学检查，发现问题及时就诊。

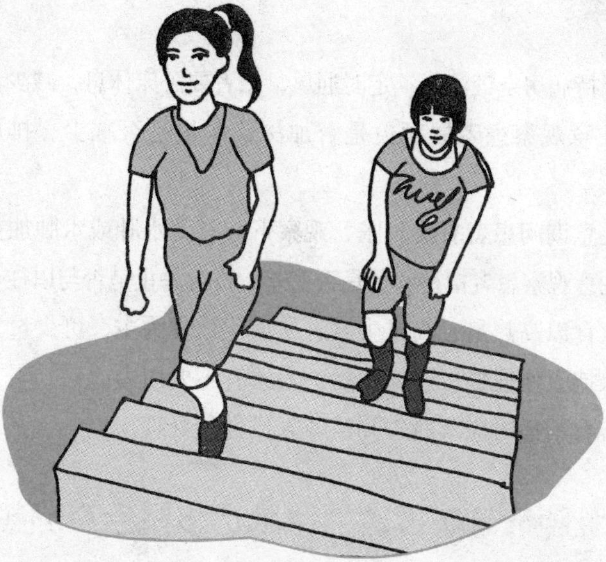

第十三章 肿瘤放、化疗

化疗常见的毒副反应是什么？

常见的毒性反应有近期毒性和远期毒性。

近期反应：骨髓抑制，消化道反应，皮肤毒性，过敏反应，肝脏毒性，泌尿系统毒性，心脏毒性，神经系统毒性，肺毒性。

远期反应：致癌，致畸或不育。

患者化疗后出现恶心、呕吐怎么办？

1. 可以使用预防性止吐药，使恶心、呕吐减到最低。

2. 应进食易消化、清淡的饮食，少量多餐，避免过酸、过辣的食物；及时补充水分和营养，必要时给予静脉营养支持。

3. 保持病房的空气清新，无异味。

患者化疗后出现腹泻怎么办？

1. 做好便后清洁，预防肛周黏膜、皮肤损伤。

2. 可给予止泻药，必要时静脉应用抗生素及静脉补充液体、电解质。

3. 应进食低纤维素、高蛋白及补充液体的饮食，避免刺激性和胀气的食物。腹泻严重时多卧床休息。

患者化疗后出现便秘怎么办?

1. 可进食粗纤维素食物，多饮水；无糖尿病的患者可适当喝一些蜂蜜水或进食香蕉等。

2. 患者应当进行适当的活动；平卧时可进行腹部按摩促进肠蠕动。

3. 可应用缓泻剂。

患者化疗后出现口腔溃疡怎么办?

1. 患者每天做好口腔清洁，餐后及睡前认真漱口。

2. 疼痛严重的可餐前口含表面麻醉剂局部止痛后再进食。

3. 有口腔局部感染的可使用抗炎、抗真菌漱口水；使用黏膜保护、修复剂，促进溃疡的愈合。

患者化疗后出现粒细胞减少怎么办?

1. 重点是预防感染。

2. 患者每天做好个人卫生如漱口、洗澡、肛周及外阴的清洁。

3. 加强营养支持，可食用高蛋白的饮食。

4. 不到人多的公共场所活动，避免与感冒患者接触。

患者化疗后出现血小板减少怎么办?

血小板减少表现为皮肤、黏膜有出血点，磕碰后皮下易出现瘀斑、内脏出血，甚至有自发性出血的危险。所以预防自发性内出血是血小板减少患者的重中之重。

（1）当血小板$<50\times10^9$/L时，患者应减少活动，预防跌倒和

损伤，避免搬重物，大便不要用力，出现便秘时应及时通知医生进行处理。

（2）维持血压高压在140mmHg以下，预防颅内出血。

（3）打针、抽血后局部要按压至少15分钟。

（4）避免使用容易导致出血的药物，如阿司匹林等药物。

（5）必要时输注血小板。

患者化疗后出现贫血怎么办？

1. 鼓励患者多休息，必要时给予低流量吸氧。

2. 动作要缓慢，行动时要家人陪伴，防止跌倒。

3. 加强营养摄入，多食补血的食物如：红枣、枸杞、动物肝脏等。

4. 遵医嘱补充铁剂。

5. 必要时给予输血。

患者化疗后出现肝功能损害怎么办？

1. 患者要卧床休息，减少活动。

2. 定期抽血监测肝功能指标。

3. 可根据医生建议使用保肝药物。

4. 患者应避免高脂饮食。

患者使用化疗药物时饮食应注意什么？

1. 保持进餐环境清洁舒适，让患者拥有一个好的心情。

2. 进食高热量、高蛋白可口的饭菜，如牛奶、豆腐等，少食多餐。不要让胃有饱胀感和饥饿感。

3. 家属可经常变化烹饪方式和菜肴的种类，注意色、香、味的调配，以刺激患者的食欲。

4. 睡觉前患者可用温水泡脚，促进血液循环，同时饮一杯热牛奶，以促进睡眠。

血小板下降时的临床表现是什么？

1. 皮肤黏膜出血。

2. 口鼻腔、牙龈出血。

3. 呼吸道出血。

4. 胃肠道出血。

5. 泌尿生殖系统，如血尿（少见）、阴道流血。

6. 颅内出血，极少，是最严重的并发症，是致死亡的主要原因。

血小板下降时应注意什么？

1. 卧床休息，避免剧烈活动，防跌倒、创伤。

2. 进食高热量、高蛋白、高维生素软食，温度不宜过高，禁食生硬、辛辣食物。

3. 保持大便通畅，注意观察大便颜色。

4. 勿用硬毛牙刷刷牙。

5. 勤剪指甲，防止抓伤。

6. 观察皮肤黏膜、牙龈有无出血点。

7. 观察意识、有无头痛、头晕。

白细胞减少时如何保护自己？

1. 进食高热量、高蛋白、高维生素饮食，禁食生冷及不洁饮食。

2. 注意保暖，避免着凉感冒。

3. 注意锻炼身体，增强自身的免疫力。

4. 不要去公共场所，减少探望人员，以防感染。

5. 注意监测体温。

6. 注意个人卫生，保持皮肤、口腔清洁。

化疗后患者饮食应注意什么？

1. 化疗后患者最常见的是胃肠道反应，故化疗后的合理饮食非常重要。

2. 少食多餐，选择高质量蛋白质、高热量食物多样交替，坚持进食。

3. 多食含维生素C和维生素A的食物，如芹菜、菠菜、猕猴桃、橙子等。

4. 限制餐前餐后一小时的进水量。

5. 避免食用甜、腻、辣、炸、烤的食物，忌饮酒及含酒精类饮料，忌食有强烈气味的食物，如臭豆腐、榴莲等。

6. 避免进食后立即躺下，以免食物反流引起呕吐。

7. 在饮食中增加一些调味剂，使食物味道鲜美，增进食欲。

什么是流食、半流食、软食、普食？

1. 流食　即液体，极易消化，易吞咽，无刺激性，如菜汁、米汤、豆浆、汤汁、水等。

2. 半流食　质细软，易消化，易咀嚼及吞咽，纤维少，营养较高的半流质状态的食物，如：米粥、菜泥、蛋羹、面片汤、面条汤等。

3. 软食　以软、烂为主，易咀嚼、易消化、无刺激、少油腻，不引起胀气、含纤维少的食物，如：米饭、面条、动物内脏、鱼、豆腐等。

4. 普食　营养平衡，美观可口，易消化、无刺激性的一般食物，包括谷类、动物类、豆类、蔬菜、水果、油脂类等。

开普拓（盐酸伊立替康注射液）的适应证是什么？

适用于晚期大肠癌的治疗。既往未接受化疗的晚期患者和单一用药失败的患者。

开普拓有哪些不良反应？

1. 迟发性腹泻　用药24小时后发生，是本品的剂量限制性毒性反应。单药在用药后第5天，联合用药在用药后第11天。

2. 早发性腹泻　化疗时即可能发生，也可能在用药后24小时内发生。

3. 中性粒细胞减少症　最低点为用药后的第8天，是剂量限制性毒性。

4. 急性胆碱能综合征　最早发生在用药后24小时之内，主要症状有：腹痛、低血压、血管舒张、出汗、寒颤、头晕、视力障碍、流泪及流涎等，以上症状用阿托品（0.25mg皮下注射）治疗后消失。

5. 消化道反应　恶心、呕吐等。

使用开普拓（盐酸伊立替康）药物时患者应注意什么？

1. 在输注开普拓的过程中或之后如出现呼吸困难、感觉异常、严重乏力、腹痛、便秘、腹泻、皮疹、注射部位疼痛等不适症状时要及时告知医护人员。

2. 食欲差时可食用清淡易消化食物、多食蔬菜和水果、适量多饮水。

3. 患者应注意，在使用本品24小时内，有可能出现头晕及视力障碍，因此用药期间勿驾车或操作机器。

4. 如出现腹泻，要及时告知医护人员进行处理。

腹泻有哪些症状？发生腹泻如何处理？

1. 腹泻的症状　稀便或大便次数增多、肠鸣音亢进。

2. 腹泻的处理　大量喝水，遵医嘱口服止泻药，持续服用到腹泻停止。

顺铂有哪些不良反应？

1. 肾毒性　出现肾功能损害，血尿。

2. 消化道反应　恶心、呕吐、口干、腹泻、便秘。

3. 骨髓抑制　白细胞、血小板减少。

4. 耳毒性　出现耳鸣、耳聋、眩晕。

使用顺铂时患者应注意什么？

1. 为预防肾毒性，输入顺铂前后需大量补液，用药期间多饮水或输液利尿可减轻肾毒性，降低血药浓度，增加肾脏清除率。

2. 如有腰疼，尿量减少，皮肤瘙痒，尿有异味等症状时应及时报告医护人员给予处理。

3. 严格记录好出入量，尿量必须在3000 ml以上。

4. 恶心、呕吐时可食用清淡易消化食物、多食蔬菜和水果。

5. 白细胞减少时要注意减少外出、探视，防止感冒。

6. 血小板减少时应卧床休息，减少有创性操作，出现牙龈出血，勿用硬毛刷刷牙，并及时告知医务人员。

奥沙利铂有哪些不良反应?

1. 胃肠道：常见恶心、呕吐、腹泻。

2. 血液系统：本药骨髓抑制作用弱，与5-FU联合用药时，中性粒细胞及血小板减少发生率增加。

3. 神经系统：可见以末梢神经炎为特征的周围性感觉神经病变，可自行恢复，无后遗症，这些症状常因进冷食，遇冷水或感冒激发或加重。

4. 可见发热或皮疹。

使用奥沙利铂的患者应注意什么?

1. 奥沙利铂最主要的副反应是会引起末梢神经炎。

2. 在用药期间不应接触冷刺激，尽量用温水洗手、洗脚，喝温水等，防止冷刺激对末梢神经的刺激，引起手足麻木、脱屑，手套征，袜子征，甚至手足知觉丧失。

3. 用药期间如有消化道反应、如出现恶心、呕吐、腹泻时，立即告知医务人员。

4. 食欲差时可食用清淡易消化食物、多食蔬菜和水果、适量多饮水，准确记录24小时尿量。

5. 经外周静脉给药者注意输液部位有无异常感觉。

6. 患者排出的尿液及时倒入马桶内并将尿壶冲洗干净。

7. 使用奥沙利铂时，因低温可致喉痉挛，故化疗期间避免进食冰冷食物或用冰水漱口。

氟尿嘧啶有哪些不良反应?

1. 胃肠道反应：食欲缺乏、恶心、呕吐、腹部不适、腹泻、口腔及胃肠道黏膜炎和溃疡。

2. 骨髓抑制：可引起贫血、白细胞和血小板减少，停药后3~4周可恢复。

3. 局部反应：静推或静注处药液外渗，可引起局部疼痛、坏死或蜂窝织炎。

4. 长期应用：可至神经系统毒性，出现失眠、急性小脑综合征（辨距不清、眼球震颤等）。

5. 可见脱发，皮肤及甲床色素沉着，偶见心绞痛和心电图变化。

6. 静注无需稀释可直接静推，每次应在1~2分钟或以上，如有外渗，另换血管并在局部冰敷。

7. 用药期间勿饮酒或用阿司匹林类药物，以减少消化道出血的可能。

使用氟尿嘧啶时患者应注意什么?

1. 用本品时不宜饮酒或同用阿司匹林类药物，以减少消化道出血的可能。

2. 出现恶心呕吐、食欲减退、腹泻时应及时告知医务人员。

3. 白细胞减少：注意减少外出、探视，防止感冒。

4. 食欲差时可食用清淡易消化食物、多食蔬菜和水果、适量多饮水。

表柔比星有哪些不良反应?

抑制骨髓造血功能，表现为血小板及白细胞减少，有延缓性心脏毒性。脱发一般是可逆的，男性可出现胡须生长受抑制，黏膜炎，一般表现为胃炎伴糜烂，舌两侧及舌下腺炎，胃肠道反应如恶心、呕吐、腹泻，少数病例可见发热、寒战、荨麻疹及过敏反应。

使用盐酸表阿霉素（注射用盐酸表柔吡星）时应注意什么？

1. 恶心、呕吐时可食用清淡易消化食物、多食蔬菜和水果。

2. 用药期间患者应按时服用保护心脏的药物。如出现心慌、憋气时，应及时告知医护人员进行处理。

3. 患者用药期间为避免药物外渗引起不良反应，提倡使用大静脉输入，如患者不使用大静脉，在输注化疗药物时，减少穿刺侧肢体活动。

4. 在用药1～2天可出现尿液红染，属于正常现象，应多喝水，多排尿。

环磷酰胺药物有哪些不良反应？

1. 骨髓抑制　白细胞减少较血小板减少为常见，最低值在用药后1～2周，多在2～3周后恢复。

2. 胃肠道反应　包括食欲减退、恶心及呕吐，一般停药1～3天即可消失。

3. 泌尿道反应　当大剂量环磷酰胺静滴，可致出血性膀胱炎，表现为膀胱刺激症状、少尿、血尿及蛋白尿。

4. 其他反应　脱发、口腔炎、中毒性肝炎、皮肤色素沉着、月经紊乱等。

使用环磷酰胺药物时患者应注意什么?

1. 用药期间如出现消化道反应、排尿困难、尿频、尿急，焦虑不安时要及时告知医务人员。

2. 用药后出现出血性膀胱炎时，注意观察尿液的颜色，如尿液呈红色或淡红色时，应多饮水，24小时尿量应不少于2500 ml。

3. 食欲差时可食用清淡易消化食物、多食蔬菜和水果。

4. 白细胞减少时注意减少外出、探视，防止感冒。

依托泊苷有哪些不良反应?

1. 骨髓抑制　白细胞和血小板减少，贫血，此为剂量限制性毒性。

2. 胃肠道反应　恶心，呕吐，食欲减退，口腔炎，腹泻；偶有腹痛、便秘。

3. 过敏反应　有时可出现皮疹、红斑、瘙痒等过敏症。

4. 皮肤反应　脱发较明显，有时发展至全秃，但具可逆性。

5. 神经毒性　手足麻木、头痛等。

6. 其他反应　发热，心电图异常，低血压，静脉炎等。

使用依托泊苷时患者应注意什么?

1. 化疗结束3个月以内，不能接种病毒疫苗。

2. 出现食欲减退、恶心、呕吐、口腔炎等反应时，要及时告知医务人员。

3. 口服依托泊苷时应在空腹时服用，以免影响药效。

4. 食欲差时可食用清淡易消化食物、多食蔬菜和水果、适量多饮水。

紫杉醇有哪些不良反应？

1. 血液系统　骨髓抑制是本药主要的剂量限制性毒性，常见中性粒细胞减少，最低值一般在给药后11天出现，通常在停药后能很快恢复，偶见血小板减少和血红蛋白下降，与给药的次数和剂量有关。

2. 神经系统　62%的患者可感觉轻度四肢麻木，约40%的患者可出现明显的感觉、运动障碍及膝腱反射减弱（尤其在使用高剂量时）。

3. 心血管系统　较常见一过敏性心动过缓和低血压。

4. 肌肉骨骼系统　约55%患者在用药后2~3天出现关节、肌肉疼痛，与所用剂量相关，一般在几日可恢复。

5. 肝脏　用本药后可造成严重肝功能损害。

6. 皮肤、毛发　几乎100%的患者有轻度脱发。

7. 胃肠道　常见恶心、呕吐和黏膜炎等，但一般不严重。

8. 过敏反应　轻者表现为皮肤潮红、瘙痒和皮疹，重者（发生率为2%）表现为呼吸困难、低血压、胸闷、血管神经性水肿，全身寻麻疹。

使用紫杉醇化疗的患者应注意什么？

1. 输入药物后如出现呼吸困难、皮肤潮红、瘙痒、皮疹、胸痛等不适时应及时告知医护人员。

2. 食欲差时可食用清淡易消化食物、多食蔬菜和水果、适量多饮水，准确记录24小时尿量。

3. 经外周静脉给药者注意输液部位有无异常感觉。

4. 患者排出的尿液及时倒入马桶内并将尿壶冲洗干净。

使用紫杉醇化疗药物前患者需要哪些准备？

为了预防发生过敏反应，在紫杉醇治疗前12小时口服地塞米松片，治疗前6小时再口服地塞米松片。

阿霉素有哪些不良反应？

1. 心脏毒性：可引起心动过速，心律不齐。

2. 骨髓抑制：白细胞减少，大多在用药后10~14天降至最低，21天恢复。

3. 胃肠道反应：口腔溃疡、恶心、呕吐。

4. 脱发。

5. 注射本品1~2天后尿液可呈橘红色，无特殊临床意义，不必惊慌，一般可在2日后消失。

盐酸吉西他滨有哪些不良反应？

1. 血液系统　可出现贫血、白细胞降低和血小板减少。

2. 消化系统　恶心和呕吐，转氨酶升高。

3. 肾脏　可出现轻度蛋白尿和血尿。

4. 过敏　可出现瘙痒。通常皮疹轻度。

5. 其他　发热、头痛、背痛、寒颤、肌痛、乏力和厌食是最常见的症状。

使用盐酸吉西他滨药物时患者应注意什么？

1. 贫血、白细胞降低：注意减少外出、探视，防止感冒。

2. 可引起轻至中度的困倦，患者在此期间禁止驾驶和操纵机器，防止发生意外。

3. 输入时出现恶心、呕吐、皮疹时立即告知医务人员，给予处理。

4. 患者应注意观察尿量的颜色及量，多饮水。

5. 食欲差时可食用清淡易消化食物、多食蔬菜和水果。

注射用雷替曲塞有哪些不良反应？

1. 胃肠道系统：最常见的不良反应为恶心、呕吐、腹泻和食欲减退。较少见的不良反应包括黏膜炎、口炎（包括口腔溃疡）、消化不良和便秘，有报道胃肠道出血可能与黏膜炎和（或）血小板减少有关。

2. 白细胞减少、血小板减少、贫血等。

3. 肝、肾功能损害。

4. 心律、心功能异常。

5. 少数患者可能会有关节痛、肌痉挛等症状。

卡铂有哪些不良反应？

1. 常见　骨髓抑制为剂量限制性毒性，白细胞与血小板在用药21日后达到最低点，通常在用药后30日左右恢复。注射部位疼痛。

2. 较少见

（1）过敏反应（皮疹或瘙痒，偶见喘咳）发生与用药后几分钟之内。

（2）周围神经毒性：指、趾麻木或麻刺感。

（3）耳毒性：高频率的听觉丧失，首先发生耳鸣但偶见。

（4）恶心、呕吐、便秘或腹泻、食欲减退、脱发、头晕。

化疗患者回家后有哪些注意事项？

1. 注意多休息，多饮水，保持心态平衡，心情愉快。

2. 避免去人口拥挤的公共场所，注意防寒保暖，适当增加衣物，防止感冒。

3. 合理膳食，少量多餐，多进食高蛋白、高维生素、清淡易消化食物，多样交替，少食油腻、辛辣食物，禁饮酒及酒精饮料。

4. 保证充足的睡眠，进行适当的室内锻炼。

5. 如果发现身体有小伤口时，要及时给予消毒处理，避免引起全身感染。

6. 化疗期间要保持皮肤的清洁，定时洗浴，但不要用过热的水或有刺激性的肥皂、浴液。皮炎或色素沉着处，不要用手挠抓及乱用药物涂抹。

7. 化疗期间脱发的护理：化疗前挑选合适的假发备用，建议留短发，减少梳头的次数，开始脱发时，外出注意防寒，避免感冒。防止强光照射，保持头发清洁，不要使用刺激性的洗发液。

8. 定期复查血象，定期门诊随访。

体内回输细胞有哪些注意事项？

1. 患者采血后，由细胞免疫室对患者的自体血进行处理，制订输注方案。

2. 自体细胞要现送现输，采用静脉输入法，使用一次性输血器，大约30分钟内输完，输细胞前后用生理盐水冲管。

3. 输入过程短暂，患者穿刺处肢体避免活动，以免发生外漏。

4. 细胞回输可能会出现的不良反应：如发热、寒颤等，常发生在回输后1小时或1天；也有少数患者出现变态反应，如：皮疹、心慌、呼吸困难等情况。

5. 随时监测体温变化情况，体温升高不能耐受者或出现异常情况时要及时告知医护人员。

什么是放疗？

肿瘤放射治疗简称放疗，是利用放射线如放射性同位素产生的α、β、γ射线和各类X射线治疗机或加速器产生的X射线、电子线、质子束及其他粒子束等治疗恶性肿瘤的一种方法。

放射线是如何作用于癌细胞的？

1. 直接作用　即射线直接对DNA分子链发生作用，引起导链或双链断裂，并导致细胞失去分裂能力而最终死亡。

2. 间接作用　即放射线通过对水分子的电离，产生有毒物质自由基，自由基再与大分子相互作用，作用于DNA链，影响细胞的分裂和增殖。

放疗常见的不良反应有哪些？

1. 全身反应　疲劳、血象下降。

2. 局部反应　皮肤反应、口腔疼痛、吞咽困难、发热、腹痛腹泻、排尿疼痛。

放射性食管炎如何分级？

1. 0级　无食管炎症状。

2. 1级　轻度吞咽困难，进普食。

3. 2级　吞咽困难，进软食、半流或流食。

4. 3级　需鼻饲管、静脉补液或静脉高营养。

5. 4级　完全阻塞（不能咽下唾液），溃疡。

急性放射性皮肤反应如何分级？

1. Ⅰ度　红斑或干性脱皮。

2. Ⅱ度　皮肤皱褶处斑块状湿性脱皮。

3. Ⅲ度　融合的湿性脱皮，不限于皮肤皱褶处。

4. Ⅳ度　皮肤全层坏死或溃疡。

放射治疗前要做哪些准备？

1. 放疗前口腔的处理很重要，如及时修补龋齿，拔出残根或断牙，并注意口腔卫生，放疗前拔牙的患者必须待牙床愈合后再行放疗。

2. 做好必要的物理及实验室检查，血象低者给予治疗，如有感染，须先控制感染后再行治疗。

3. 如有伤口，除特殊情况外，一般应待伤口愈合后再行放疗。

世界卫生组织对口腔溃疡的分级标准是怎样的？

1. 0级　口腔黏膜无异常。

2. Ⅰ级　口腔黏膜有1~2个直径≤1.0 cm的溃疡，出现红斑疼痛。

3. Ⅱ级　口腔黏膜有1个直径＞1.0 cm的溃疡或（和）数个小溃疡，但患者能进食。

4. Ⅲ级　口腔黏膜有2个直径＞1.0 cm的溃疡或（和）数个小溃疡，能进流质饮食。

5. Ⅳ级　口腔黏膜有2个以上直径＞1.0 cm的溃疡或（和）融合溃疡，不能进食。

放疗引起的口腔溃疡如何处理？

1. 在保持口腔卫生的同时，可采用漱口水、消炎的喷剂，含麻醉剂的含漱液、促进黏膜愈合的制剂护理口腔，严重者可使用抗生素治疗。

2. 进食困难者，可进行鼻饲或静脉补充营养。

放疗患者恶心、呕吐、厌食时怎么办？

1. 患者应注意卧床休息，鼓励多饮水，以利代谢物的排泄。

2. 应少食多餐，吃易消化的食物，不要吃过甜、辛辣油腻和气味不正的食物。

3. 口服维生素B_6、甲氧氯普胺等药物，可减轻恶心。

4. 呕吐严重时可告知医护人员给予用药处理。

5. 因放疗引起的食欲减退，可服用维生素B_6及助消化药和开胃药，也可选用开胃食品如山楂等。

放疗致鼻腔或鼻咽出血时怎么处理？

1. 根据出血量采取坐位、半坐位或平卧位，安慰患者，缓和紧张情绪。

2. 对于常见的少量出血，可用2%麻黄碱棉片塞鼻。

3. 对于难以控制的鼻出血，行前鼻孔填塞术、后鼻孔填塞术或颈外动脉结扎术。

4. 患者情况许可时，可先做前鼻野照射止血，连续5~7次。

发生放射性喉炎怎么办？

1. 进食富含营养的柔软及半流质的食物。

2. 口含碘喉片、薄荷喉片、六神丸、牛黄上清丸。

3. 必要时给予雾化吸入、消炎、口含漱口液、进食时缓慢吞咽。

放射性肠炎的表现及注意事项是什么？

1. 表现　肠鸣音增强、腹痛和水样腹泻，有时有黏液血便，发生在直肠者还可有里急后重等症状。

2. 注意事项　进食易消化、高营养食物，忌食刺激性及粗纤维食物，观察大便次数、颜色、性质及量，保持大便通畅。

外照射患者需要注意什么？

1. 忌饮浓茶、烟酒、忌食过热、过冷、油煎及过硬食物。有消化道反应者予无渣半流质饮食，消化道反应严重者，可静脉补充营养。

2. 放疗前不宜过饱或空腹，放疗前应注意休息。

3. 体温38℃以上者，报告医生暂停放疗。

4. 头颈部肿瘤，应注意口腔黏膜反应及喉头水肿引起的呼吸困难等不适感觉。

5. 腹、盆腔放疗患者，注意放射性直肠炎及放射性膀胱炎的症状，如大便次数、性状改变，有无尿频、尿急、尿痛等症状。

6. 注意观察患者有无四肢乏力、疼痛、麻木等放射性脊髓炎的早期征象。

放疗期间患者饮食上应注意哪些事项？

饮食上以养阴、生津、益气，辅以清热解毒的清淡易消化、有营养的半流质食物为主，如冬瓜、莲藕、菜心、新鲜肉类等，不宜食用油炸、烧烤、煎炸、碳酸类及辛辣食物，以减少对胃的刺激。

放疗期间患者有哪些注意事项？

1. 保持心态平衡，心情愉快，注意休息，多饮水，每日饮水量为3000 ml左右，以增加尿量，减少全身反应。

2. 避免去人口拥挤的公共场所，减少探视和陪床人员。

3. 注意自我防护，定期监测体温。

4. 注意保护放疗区皮肤，防止破溃。

放疗患者怎样保护照射区皮肤？

1. 保持照射区皮肤清洁干燥。

2. 穿柔软、宽松的棉质内衣。

3. 禁用肥皂等刺激物擦洗照射区皮肤。

4. 照射区皮肤不可粘贴胶布。

5. 避免冷热刺激。

6. 夏日外出防止日光照射。

放疗后患者的皮肤会变黑吗？

很多患者担心放疗后皮肤会变黑，尤其是一些女性患者，由于射线刺激皮肤的黑色素细胞，导致放疗区皮肤黑色素沉着而变黑，但是一段时间后是可以逐渐恢复的，患者不必太担心。

颈部放疗的患者应注意什么？

1. 保持口腔清洁，进食后漱口，用软毛刷刷牙。

2. 多饮水，进食不可过热、过急，少食刺激性、坚硬的食物；宜食柔软、易消化的半流食、流食。

3. 多食滋阴生津，清热降火的食品。如梨、橘子、苹果、西瓜、菱角、莲藕。

食管放疗的患者应注意什么？

1. 食管放疗患者会出现进食时感到食管疼痛或胸骨后疼痛，吞咽困难。

2. 不要进食过冷、过热、过硬的食物，禁食刺激性食物。

3. 进食温热、清淡、易消化的半流食、流食；进食要缓慢，每口的量要少点，避免过急。

4. 疼痛严重时可遵医嘱口服利多卡因生理盐水，以减轻疼痛。

胸部放疗的患者应注意什么？

1. 放疗区域皮肤出现干燥、痒、脱皮等现象时应注意保护局部皮肤，避免抓伤皮肤引起感染。

2. 若患者出现胸闷、憋气、干咳、发热等症状时，应及时告知医护人员，并注意休息。

3. 注意监测患者的体温变化，如有发热时要鼓励患者多饮水，必要时遵医嘱给予退热药物。

4. 若患者出现吞咽困难，胸骨后疼痛等症状时，饮食要注意给予高营养半流食或流食，必要时饭前可以口含局部镇痛药以减轻食管不适症状。

腹部放射治疗的患者应注意什么？

1. 宜食健脾和胃、养血补气的食品。如杨梅、山楂、鸭血、薏米粥、鲜姜等。

2. 盆腔照射前，多饮水，防止膀胱的损伤。

3. 患者出现恶心、呕吐加重和发热、腹痛、腹泻、尿痛、尿急、尿频等情况时要及时告知医护人员；出院后如有不适，应及时就诊。

放疗后患者有哪些注意事项?

1. 少量多餐，进食清淡易消化食物，多吃水果、蔬菜等；禁烟酒。

2. 放疗结束后3个月内宜进食清补的炖汤，清淡的鱼、鸡或猪肉蔬菜汤。

3. 少食煎炸、烧烤、辛辣、腌制或肥腻的食物。

4. 根据个人的体力恢复情况可以做适当的体育锻炼，如：跑步、打乒乓球、羽毛球等，强度以活动后感觉舒服为宜。

5. 康复后可投入工作，但要多增加休息时间，避免过劳、重体力劳动、熬夜、高空作业等。

6. 保持愉快、乐观、积极向上的心态。

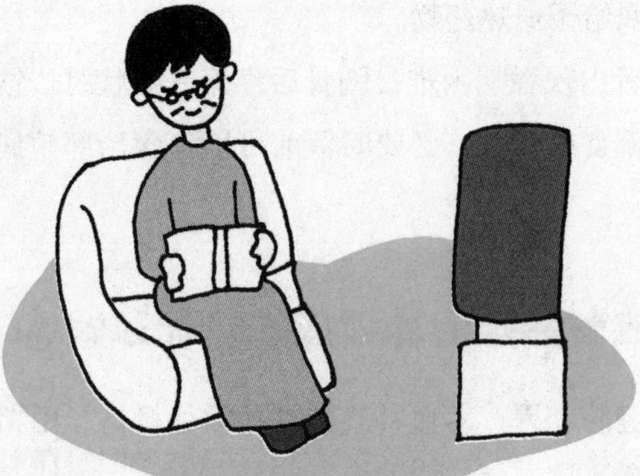

第十四章
肿瘤疾病的预防保健

癌症的早期信号有哪些？

1. 脑癌　头痛、呕吐或眼胀痛。头痛一般发生在早晨、晚上，以前额、后枕部及两侧最为明显；呕吐在头痛剧烈时出现，但与进食无关；眼胀痛或视力下降与眼疾无关。

2. 肺癌　声音嘶哑、刺激性咳嗽或痰中带血。如上述症状不是因感冒引起，且持续超过一个月，经对症处理仍没有缓解并出现胸痛时，应引起高度重视，及时就诊，进行全面检查，警惕肺癌的发生。

3. 肝癌　右上腹隐痛或胀痛。右下肋疼痛也就是肝区疼痛应被视为可能患有肝癌的信号。

4. 大肠癌　大便习惯的改变、腹痛、腹胀、脓血便。经常出现腹痛、大便增多或减少；排便时有下坠感且有脓血便；大便形状改变如中间有凹陷等，提示有大肠癌发生的可能。

5. 胃癌　持续性消化不良、上腹部隐痛。慢性胃炎或溃疡常常有此症状，应注意鉴别。当疼痛变得有规律或持续性疼痛，吃止痛药或抗酸药不见好转，应引起重视，特别是出现消瘦、乏力、贫血、黑便者应及时就诊，全面检查，警惕胃癌的发生。

6. 食管癌　进行性吞咽困难或吞咽后胸骨后梗阻感。一般人会认为是噎着了而不引起重视，这种情况经常出现，并逐渐加重，应及早去医院检查。

7. 乳腺癌　乳房肿块。尤其是绝经前后的单发、无痛、质硬且周围组织有粘连，短期内迅速增大的肿块或乳头有血性液体溢出应高度怀疑乳腺癌的发生。

什么是肿瘤的三级预防？

1. 一级预防　也称病因预防。是指促进健康减少危险因素。这种第一道防线的作用是促进一般人群的健康生活方式，减少接触环境中有害因素，以此来尽可能避免肿瘤的发生。也就是说，一级预防是以预防癌症的发生为目标，而不是通过治疗来消除肿瘤。

2. 二级预防　又称临床前预防。即早发现、早诊断、早治疗，防止初发疾病的发展，健康体检。

3. 三级预防　临床预防或康复预防。防止病情恶化，解除痛苦和促进功能恢复。

抗癌食物有哪些？

1. 大白菜　大白菜不仅含有较多的维生素和矿物质，还发现其含有吲哚-3-甲醇化合物，可以提高抗癌力，也可以帮助分解同乳腺癌相联系的雌激素。卷心菜和菜花等甘蓝族蔬菜也具有阻止致癌的作用。

2. 茶叶　其含有的儿茶素具有很强的抗氧化能力，具有明显地抑制致癌物的诱导突变、染色体损伤和细胞转化作用。

3. 海藻类　海带及其藻类的营养素十分丰富，含有碘、胡萝卜素、钙、膳食纤维等。

4. 菌类　香菇、冬菇均有抗癌作用。银耳、木耳、金针菇也可增强体内的免疫系统，起到抑制肿瘤的作用。

5. 其他防止肿瘤的食物　大蒜、生姜、萝卜、葱头、大枣、鱼类、畜禽血、甘薯、魔芋、黑米、芝麻、米糠等都有利于防治肿瘤。

能致癌的食物有哪些？

1. 咸腌制品　咸鱼产生的二甲基亚硝酸盐，在体内可以转化为致癌物质二甲基亚硝酸胺。虾酱、咸蛋、咸菜、腊肠、火腿、熏猪肉同样含有致癌物质，应尽量少吃。

2. 烧烤食物　烤牛肉、烤鸭、烤羊肉、烤鹅、烤乳猪、烤羊肉串等，因含有强致癌物不宜多吃。

3. 熏制食品　如熏肉、熏肝、熏鱼、熏蛋、熏豆腐干等含苯并芘致癌物，常食易患食管癌和胃癌。

4. 油炸食品　煎炸过焦后，易产生致癌物质，如油煎饼、臭豆腐、煎炸芋角、油条等。因多数是使用重复多次使用的油，在高温下易产生致癌物。

5. 霉变物质　米、麦、豆、玉米、花生等食品易受潮霉变，被霉菌污染后会产生致癌毒草素——黄曲霉菌素。

6. 隔夜熟白菜和酸菜　会产生亚硝酸盐，在体内会转化为亚硝酸胺致癌物质。

7. 反复烧开的水　反复烧开的水含亚硝酸盐，进入人体后生成致癌的亚硝酸胺。

怎样早期发现乳腺癌？

35~45岁的女性，除有规律地进行乳腺自我检查之外，每半年到一年应在固定的专科医生处检查一次，如无特殊变化，仅做临床体格检查即可。45岁以上的女性，特别是那些有各种乳腺癌易患因素的女性，如月经初潮年龄较早、绝经年龄较晚，初产年龄在35岁以后或未育，既往有良性乳腺疾病史及有乳腺癌家族史等，应每半年在固定的专科医生处检查一次。除常规的临床体格检查之外，尚需要每年行乳房钼靶X线摄片及乳腺超声检查一次，以尽早发现临床触摸不到的病变。若发现病变，则要行超声引导下穿刺活检以明确病变的性质。

怎样早期发现原发性肝癌?

由于我国的发病主要与肝炎、肝硬化相关，因此对于高危人群（包括乙型肝炎、丙型肝炎、肝硬化），要定期（一般半年）检查肝功能、腹部B超、甲胎蛋白（AFP），一旦发现异常，要进一步检查（增强CT、MRI、超声引导下穿刺活检）以明确诊断，这样通常能够发现小肝癌（直径≤3cm），争取治疗时间，从而能够提高肝癌的整体治疗效果。此外。定期的健康查体（一般一年左右）对于各类人群、各种肿瘤的早期发现，都有十分重要的作用，比如日本的肿瘤发病率很高，但由于国内普查、体检的机制健全、人们的相关意识也比较强，因此大多数的肝癌发现都比较早，治疗效果也比较好。

哪些症状需警惕胰腺癌的发生?

1. 腰背部疼痛，消化不良，甚至出现黄疸。

2. 非糖尿病患者出现的血糖异常升高，或反复发作的胰腺炎。

3. 短期内不明原因的体重明显下降。

有上述症状者，应该到专科医院重点检查。

哪些症状需警惕胃癌发生？

1. 腹部包块，上腹部饱胀不适或隐痛，饭后加重。

2. 嗳气、返酸等胃炎、胃溃疡症状；贲门部癌肿可出现进行性吞咽困难或食物反流；幽门部癌肿则会呕吐宿食。

3. 肿瘤若侵犯血管可引起消化道的出血症状：呕血或黑便。

4. 晚期可出现严重消瘦、黄疸、腹水。

哪些症状需警惕膀胱肿瘤发生？

1. 典型表现为间歇性、无痛性、全程肉眼血尿，血尿常间断发生，一次出血后不经治疗可自行消失，间隔一段时间再次出现。还可伴有尿频、尿急、尿痛等膀胱刺激征。

2. 当肿瘤发生在膀胱颈邻近尿道口时可出现尿潴留，排尿困难。

3. 晚期膀胱肿瘤表现为盆腔肿块，下肢水肿，腹痛等，此时肿瘤已发生盆底周围浸润或转移；还可出现发热、贫血、恶液质等全身中毒症状。

肿瘤患者有哪些心理变化？

肿瘤患者因各自的文化背景、心理特征、病情性质及对疾病的认知程度不同，患病后会产生不同的心理反应。

（1）震惊否认期：明确诊断后，患者震惊，表现为不言不语，知觉淡漠，眼神呆滞甚至晕厥。继之极力否认，希望诊断有误，要求复查，甚至辗转多家医院就诊、咨询，企图否定诊断。这是患者面对疾病应激所产生的保护性心理反应，但持续时间长易导致延误治疗。

（2）愤怒期：当患者不得不承认自己患癌后，随之表现出恐慌、哭泣、愤怒、悲哀、烦躁、不满的情绪。部分患者为了发泄内心的痛苦而拒绝治疗或迁怒于家人和医护人员，甚至出现冲动性行为。

（3）协商期：此时期的患者求生欲最强，会祈求奇迹出现。患者易接受他人的劝慰，有良好的遵医行为。

（4）抑郁期：此阶段患者虽对周围的人、事、物不再关心，但对自己的病仍很注意。

（5）接受期：经过一段时间的激烈内心挣扎，患者心境变得平静，能够接受事实，并能理性地对待治疗和预后。

患有肝脏疾病的患者在饮食上有何注意事项？

肝脏是参与物质代谢最活跃的器官，体内很多物质的转变、运输、存储都与肝脏有关，同时它对营养素的要求也很高，患有肝脏疾病的患者在饮食上要注意：

（1）蛋白质的摄入不可过多，一般为80~100 g/d。

（2）保证足够的糖，饮食应以谷类为主，糖摄入量300~400 g/d。

（3）控制脂肪摄入量，每日应小于60 g。

（4）应补充多种维生素。

（5）选择富含各种矿物质的食物。

（6）为减轻肝脏负担，应尽量少量多餐。

（7）注意饮食卫生，不吃过期霉变的食物。

（8）少吃或不吃刺激性食物，要忌酒。

肝脏肿瘤患者的饮食原则是什么？

1. 忌烟、酒、油腻食物、盐腌、烟熏、火烤和油炸等辛辣刺激性的食物。

2. 日常饮食要定时、定量、少食多餐以减少胃肠道的负担。

3. 避免粗糙坚硬、黏滞不易消化及含粗纤维食物。

4. 有腹水患者，应限制盐的摄入。

5. 吃含维生素A、C、E的食品，多吃绿色蔬菜和水果。

6. 常吃含有抑癌作用的食物，如芥蓝、包心菜、胡萝卜、油菜、植物油、鱼等。

7. 坚持低脂肪、高蛋白质易消化食物，如瘦肉、鸡蛋及酸奶、鲜果汁、鲜菜汁。

8. 食物要新鲜，不吃发霉变质的饮食。

9. 要保持大便通畅，便秘患者应吃富有纤维素的食物及每天喝一些蜂蜜。

10. 主要食物应包括：牛奶、鸡蛋、豆浆、藕粉、果汁、菜汁、瘦肉泥、肝泥等。

肝脏肿瘤患者如何进行健康教育？

1. 指导患者保持乐观情绪，建立积极的生活方式，有条件者可参加社会性抗癌组织活动，以提高机体抗肿瘤功能。

2. 指导患者合理进食，全面摄取营养，以增强机体抵抗力，戒烟、酒，以减轻对肝的损害。

3. 按医嘱服药，忌服损害肝脏药物。

4. 患者出院时，应对患者及家属进行有关肝癌的自我护理和并发症预防的知识教育，指导患者自我监测病情，发现异常情况，应随时就诊。

肝癌患者出院后如何进行康复指导？

1. 休息与活动：术后3个月注意卧床休息，增加肝脏的血流量，减轻肝脏负担，有利于肝脏修复和肝功能恢复。注意劳逸结合，进行适当锻炼，如慢跑、散步等，避免劳累和重体力活动，注意自我保护。

2. 饮食调理：饮食清淡，定时定量，适量优质蛋白、高热量、富含维生素、低脂肪的食物；忌食油炸、生冷、辛辣等刺激性食物，多吃新鲜蔬菜、水果；戒烟酒。

3. 定期复查AFP、肝功能、B超、CT等。

4. 保持情绪稳定，中医认为“怒则伤肝”，尽量避免精神紧张和情绪激动，保持心情愉快，以积极乐观的态度配合各项治疗和护理，尽快康复。

肺癌患者出院后如何进行康复指导?

1. 劝阻患者戒烟。

2. 指出锻炼的重要性，每日进行可耐受的锻炼。

3. 介绍药物的名称，剂量，作用，用法和副作用。

4. 鼓励进食高热量，高蛋白，富含维生素饮食。

5. 指导患者家属，如出现肩背部疼痛，记忆力丧失，疲乏，体重减轻，咳嗽加重或咯血等现象，及时到医院就诊。

胰腺癌患者出院后如何进行康复指导?

1. 保持心情舒畅，乐观对待疾病。

2. 一般情况后出院2周后可以进食软饭，出院4周后可进食普食。进食高维生素、适量蛋白、低脂肪、易消化食物，少量多餐，细嚼慢咽，多吃新鲜的蔬菜瓜果，避免生、冷、硬、辛辣、煎炸及酒等刺激性食物；不吃或少吃腌制及熏制的食物；不吃胀气、油腻及太甜的食物。

3. 劳逸结合，可适当锻炼，如太极拳、散步等。避免劳累及受凉，天气变化时及时添加衣物，流感期间少到人流量大的公共场所，以防感冒。

4. 保持皮肤清洁，勿用碱性或刺激性强的清洁液。勤剪指甲，勿用力抓挠皮肤，瘙痒难忍时予外涂止痒剂，保证充足睡眠。

5. 向护士了解清楚药物的服用方法之后才出院，避免增加回院询问的不便。

6. 保持大便通畅，观察有无黑便、血便。定期到院复查肝功能、血常规及B超等。

7. 如有腹胀、腹痛、纳差、消瘦、发热、黄疸时及时到院检查，及早治疗。

8. 术后按医嘱到院复查。

肾癌患者出院后如何进行健康指导？

1. 饮食指导：饮食均衡，合理搭配，多吃新鲜蔬菜水果；戒烟、酒，避免咖啡、浓茶，忌霉变、煎、炸、辛辣刺激性食物；水肿时限盐、低蛋白饮食。

2. 运动与休息：量力而行保持适量的运动，保持良好的作息，增加机体抵抗力。肾部分切除术后3个月内避免剧烈活动、提重物，以防发生继发性出血。

3. 按医嘱定时随诊，以防肿瘤复发和转移。

晚期肿瘤患者如何预防压疮？

1. 定时翻身　减压是预防压疮的关键，定时翻身是经济而有效的减压措施之一，一般2小时左右翻身改变体位1次，也可使用气垫床、减压垫，对于身体极度消瘦的患者，可以在骨隆突出处预防性的使用水胶体敷料或泡沫贴。

2. 保持全身皮肤清洁、干爽　每日应用温水擦洗全身皮肤、勤更换衣物，衣物应以柔软、宽大的棉质衣服为主。大小便失禁的患者，每次便后要及时清洗、擦干，保持局部干燥清洁，避免潮湿。

3. 免除摩擦力和剪切力　为患者使用各种体位垫，如使用足跟保护垫、翻身垫等以减轻剪切力，半卧位和坐位时间不要太长，每次控制在30分钟内。搬动患者时注意要将患者抬起，避免推、蹭、拉、拽等以减轻摩擦力。

4. 注意改善营养　摄入优质蛋白，补充足够的维生素A、C和锌。

5. 创造良好休息环境　保持房间空气清新，定时通风，保持床铺干净、平整、柔软、舒适。

第十五章 其他微创治疗后的健康指导

CT引导下穿刺活检有哪些注意事项？

1. 缓解患者紧张焦虑，保证充足的休息。

2. 术前患者进食清淡易消化的饮食。

3. 清洁术区皮肤。术前排空小便。

4. 术后患者卧床休息4~6小时。

5. 避免剧烈咳嗽，防止出血、气胸的发生。

6. 观察穿刺点有无渗出，保持穿刺点清洁干燥，穿刺点未愈合时禁止洗澡。

7. 术后患者进食高热量、易消化的食物。

8. 术后适当运动，出现胸闷、气短、呼吸困难等不适时要及时就诊。

经皮肝穿胆道引流术后有哪些注意事项？

1. 卧床休息24小时，采取半卧位。

2. 观察皮肤的颜色，大小便颜色。

3. 术后穿宽松的衣服，淋浴时注意保护治疗区皮肤，防止发生感染。

4. 观察引流液的颜色、量并详细记录。

5. 保持引流管固定好并引流通畅：

（1）引流袋低于穿刺点30 cm以上。

（2）翻身、活动时防止引流管挤压、扭曲，防止脱出。

（3）贴膜潮湿、卷边、松动后要及时与医护人员联系。

6. 进食低脂、高热量、高蛋白、高维生素易消化饮食，忌油腻及饱餐。

7. 养成良好的工作、休息和饮食规律，避免劳累及精神过度紧张，保持积极乐观的心态。

8. 避免过度活动和提举重物，以免引流管脱出。

9. 引流液为血性、腹部有不明原因增大的肿块时要及时就诊。

留置尿管的家庭护理有哪些注意事项？

由于病情的需要，须带尿管出院的患者，留置尿管期间，如果护理不当，易造成泌尿系统的感染，因此，需注意如下事项：

（1）摄取足够的水分，每日应饮用6～8杯开水（经医护人员特别嘱咐限制饮水者除外）。

（2）用肥皂、沐浴液或者护理液及清水清洗会阴，保持会阴部清洁干燥，保持导尿管系统的清洁。

（3）活动时可用胶布将导尿管贴于大腿内侧固定好，防止尿管移动。为避免尿液倒流引起感染，无论站立、坐位或者平躺时，尿管及尿袋位置均应低于膀胱水平。

（4）尿袋下端的放尿口不要接触地面或者不清洁的地方。保持尿管与尿袋接口处连接紧密，若非更换尿管或尿袋，切勿随便分离接口处。保持尿管畅顺，不要扭曲、折叠或者压迫尿管和尿袋。

（5）排空尿袋的步骤包括：

①洗手。

②打开尿袋下端的夹子，排空尿袋，关闭夹子。

③洗手。

（6）根据出院时医护人员的指导，每隔3天更换尿袋一次，如尿袋有破损要立即更换，更换尿袋的步骤包括：

①洗手。

②分开尿管与尿袋连接处，手勿触碰尿管与尿袋接口处，接上新的尿袋。

③洗手。

（7）如有以下不适，应尽快就医：

①发热。

②下腹胀痛。

③尿道灼热感。

④尿液浑浊，有恶臭或血尿。

⑤尿液少，膀胱有胀满感或者有尿意。

⑥尿管脱出。

（8）要按医护人员交代的时间回院或在当地医院拔尿管。

（9）若拔尿管后仍无法自解小便或残余尿大于150 ml，需重插尿管，并与患者的主管医生联系处理。

长期卧床患者如何进行健康指导？

1. 保持皮肤、口腔清洁　定时清洁全身皮肤，进餐后漱口，如有义齿者取出用温水浸泡、清洗。

2. 预防皮肤压疮　每2小时协助或督促患者翻身，观察受压部位皮肤情况。保持床铺的清洁、平整、干燥。

3. 预防肺部感染　定时翻身叩背，鼓励患者多咳嗽。

4. 预防尿路感染　多饮水，保持会阴部清洁，大小便后用温水清洗会阴部。

5. 正确使用便器　使用便器时不要推、拖、拉，以免摩擦损伤局部皮肤。

6. 保持大便通畅　便秘患者嘱其多饮水，多食富含粗纤维的食物，或按摩腹部，必要时遵医嘱服用缓泻药。

7. 加强全身营养　给予高蛋白、高热量、富含维生素饮食。

8. 预防血栓发生　长期卧床的患者，协助或督促患者活动肢体；瘫痪的患者给予肢体被动运动，并保持肢体功能位。

留置胸、腹腔引流管患者应注意什么？

1. 妥善固定引流管和引流袋，防止患者在变换体位时压迫、扭曲或牵拉引流管而脱出。

2. 注意观察引流液的颜色、量，准确记录24小时引流量。

3. 注意观察穿刺处皮肤有无红肿、皮肤损伤等情况；贴膜是否卷边、松动，如有异常应及时与医护人员联系。

4. 每天更换引流袋，更换引流袋前后要洗手。

5. 保持引流通畅，若发现引流量突然减少、有血性引流液、患者感到腹胀、伴发热，应及时就诊。

6. 倾倒引流液时或下床活动时，引流袋不能高于臀部以上，防止发生逆行感染。

海扶刀治疗后患者及陪护需要注意什么？

1. 海扶刀治疗后，全麻醉的患者要去枕平卧6~8小时，排气后方可遵医嘱进食、水。治疗区红肿热时要用冰袋间歇性冷敷数小时（敷15~20分钟，休息20分钟后再敷，如此反复）。

2. 治疗区疼痛时要及时告知医护人员，注意观察治疗区不适与治疗前有何不同。

3. 术后第一次排便后注意观察一下大便的颜色是否正常，术后第一次下床活动时动作一定要缓慢。

4. 胰腺肿瘤的患者要注意观察胃管引流液的颜色是否正常，引流瓶里的液体超过一半时及时通知护士处理，记录好第一次排气和排便的时间，并注意观察大便的颜色，发现异常及时告知医护人员，术后要禁食、水。

5. 骨肿瘤患者要注意观察皮肤的温度和颜色，术后患肢要制动，避免牵拉、磕碰。

6. 子宫肌瘤患者要注意观察阴道有无分泌物流出，分泌物的颜色、性质和量并及时通知医护人员。

7. 乳腺肿瘤患者要注意保护治疗区皮肤，穿宽松的衣服，避免摩擦，活动时要用手托住乳房。

8. 皮下软组织肿瘤患者要注意观察治疗区皮肤颜色有无变化，肢体功能与治疗前有何不同，注意保护治疗区皮肤，防止牵拉、磕碰、摩擦，发现异常应及时告知医护人员。

什么样的患者需要留置大静脉？

1. 外周静脉血管条件差。

2. 需要输注高渗性、有刺激性药物、化疗药物等。

3. 需要长时间静脉给药治疗。

大静脉种类有哪些？

大静脉种类有抗感染大静脉单（双）腔管、PICC管、静脉输液港。

什么是PICC导管？

PICC是经外周置入中心静脉导管的英文缩写，它是一根硅胶材质的柔软的导管，在肘正中置入，沿着血管到达不容易被药物刺激的大血管，可以长期留置在体内，以后扎针或者抽血时只要将输液器连接在置管外露部分就可以了，方便、安全、减轻痛苦。

什么样的情况需要使用PICC？

1. 需要长期输液的患者。

2. 需要输注对血管有刺激性的药物时：如化疗药、抗生素、营养液、多种中药制剂等。

3. 患者血管条件很差，不能进行反复静脉穿刺。

使用PICC有什么好处？

1. 很多药物对外周血管有强烈的刺激，通过导管将药物直接送到大血管，能够避免对血管和周围皮肤组织的伤害。

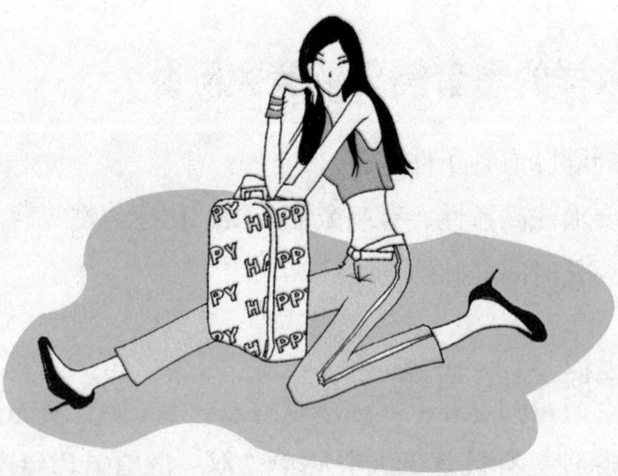

2. 将药物直接送到大血管，可提高药物的疗效。

3. 使用PICC管，可以避免输液渗漏，感染的发生率也更低。

4. 还可以避免每次输液都要扎针的痛苦。

放置PICC是不是很麻烦？

PICC在床旁进行穿刺即可完成，从消毒皮肤，穿刺置管到完成固定，顺利的情况下一般半小时就能完成。

PICC导管能保留多长时间？

根据病情的需要和维护的情况而定，如果维护得好不出现并发症，可以保留1年。

PICC导管在身体里会有不舒服的感觉吗？

PICC导管是一条纤细的柔软的硅胶或者聚氨材质的导管，正常情况下在身体内不会有不适的感觉，一旦感觉不适，应及时联系医护人员。

PICC导管的维护需要注意什么？

穿刺部位皮肤保持清洁、干燥、置管处常规每周更换透明贴膜2次，如果遇到贴膜被污染、潮湿、脱落、卷边、穿刺点渗血等情况时应及时到医院寻求帮助。

留置PICC后睡觉时应注意什么？

睡觉时尽量不要压迫置管的手臂。

留置PICC穿衣应注意什么?

1. 穿衣时应先穿置管侧手臂，后穿另外一侧。

2. 脱衣时先脱另外一侧，再脱置管一侧。

3. 建议衣服袖口不宜过紧，最好自制有拉链的衣袖。

留置PICC后平日活动可以吗?

手臂可正常活动和做一般家务，诸如轻柔弯曲、伸展、握力球锻炼置管侧手臂、做饭、洗碗、扫地等。但是不能过度，尽量避免提重物，用力搓衣服，长时间搓麻将、干农活等需要反复伸曲手臂的活动。置管侧手臂禁止测量血压和静脉穿刺。

置管完毕后常规胸透的目的是什么?

中心静脉置管后需拍胸片明确导管头端位置，确定导管是否可以使用，以及有无气胸等并发症。

大静脉各自优点有哪些?

1. 大静脉单（双）腔管　是将大静脉管经颈内静脉或锁骨下静脉插入到上腔静脉。

优点：可将药液直接输入到上腔静脉，减少药物对血管的刺激，管道长度短、插管路径短。双腔管可以同时输注两种液体。

2. PICC管　是将大静脉管经肘正中静脉、贵要静脉或头静脉插入到右心房。

优点：可将药液直接输入到右心房，减少药物对血管的刺激，携带方便，不影响正常生活。

3. 输液港　是一种可植入皮下长期留置在体内的静脉输液装置。

优点：可减少反复穿刺的痛苦，防止药物刺激性，维护方便，不影响日常生活。

留置大静脉的患者平时应注意什么？

1. PICC置管一侧可做日常工作活动及手部活动，减少血栓发生率，禁止提重物。

2. 定时对导管进行维护，防止感染。

3. 注意观察导管固定情况，避免导管脱出。

4. 定时冲管，防止导管阻塞。

5. 必须到医疗机构进行导管维护。

6. 大静脉使用中，如出现贴膜皮肤处发痒或插管针眼处疼痛等不适，及时告知医护人员或到医院就诊。

大静脉导管可以用来采集血液标本吗？

因大静脉导管的内壁会残留药物及电解质成分，还要在取血前去除导管前段液体及血液，因此，一般不在大静脉导管处采集血液标本。在特殊情况下，如患者外周血管很不好时，是可以用大静脉采集血标本的。

PICC置管后常见的并发症有哪些？

PICC置管后常见的并发症有静脉炎、血栓形成、管路堵塞、渗血渗液、肿胀、接触性皮炎等。

锁骨下大静脉插管后患者应注意什么？

1. 锁骨下大静脉插管后置管侧胳膊避免大幅度旋转，防止置管处出血。

2. 输液时避免牵拉输液器，防止管路的脱出。

3. 患者置管后如出汗较多或置管处的贴膜有卷边和脱落时，应及时告知护士处理，防止管路感染及脱出。

4. 对于躁动、意识不清的患者，其家属要注意防止患者自行拔出大静脉，必要时会给患者进行保护性约束，此时家属不能随意解除患者的约束带。

5. 锁骨下大静脉插管后建议患者穿开身衣服以便导管维护、观察、使用。

6. 锁骨下大静脉插管一般出院时拔管，不建议患者带管出院。

PICC护理的注意事项是什么？

1. 保持局部清洁干燥，不擅自撕下贴膜，贴膜有卷曲、松动、贴膜下有汗液时，及时告之护士遵照标准程序更换贴膜。

2. 可以从事一般性日常工作活动、家务活动、体育锻炼，但需要避免使用这一侧手臂提过重的物体，不做引体向上、托举哑铃等持重锻炼，并避免游泳等会浸泡到无菌区的活动。

3. 携此导管可以沐浴，但应避免盆浴、泡浴。沐浴前用塑料保鲜膜在肘弯处缠绕两至三圈，上下边缘用胶布贴紧，沐浴后检查贴膜下有无进水，如有进水应告之护士按操作规程更换贴膜。

4. 携带三项瓣膜式PICC患者治疗间歇期间每7天对PICC导管进行冲管，更换贴膜、更换输液接头。

5. 注意观察针眼周围有无发红、疼痛、肿胀、有无渗出，如有异常应及时联络医生或护士。

6. 如因为对贴膜过敏等原因必须使用其他贴膜时，要严格按照贴膜要求进行更换。

7. 家长应嘱咐儿童患者不要玩弄导管体外部分，以免损伤导管或将导管拉出体外。

植入静脉输液港后应注意什么？

1. 保持局部皮肤清洁干燥，观察输液港周围皮肤有无发红、肿胀、灼热感、疼痛等炎性反应。

2. 不影响从事一般性日常工作、家务活动、轻松运动。

3. 避免使用同侧手臂提过重的物品、过度活动等。不做引体向上、托举哑铃、打球、游泳等活动度较大的体育锻炼。

4. 避免重力撞击输液港部位。

5. 治疗间歇期每一个月对输液港进行冲管、封管等维护。

6. 严禁高压注射造影剂，防止导管破裂。

静脉留置针可以用几天？

静脉留置针可以使用3天，无渗血渗液、贴膜无卷边时不用每日更换贴膜，使用3天后拔针即可。但是如果穿刺点红肿，触之疼痛或有渗液时应立即拔针，避免感染或药物外渗造成不良后果。

什么样的患者需要留置胃管或胃肠营养管？

1. 不能由口进食者。

2. 需要胃肠减压（肠梗阻）。

3. 胃肠动力障碍。

4. 手术治疗。

5. 胃液检查。

留置胃管患者平时需要注意什么？

1. 妥善固定、避免打折，活动时动作要轻缓。

2. 保证胃管的通畅，定时冲洗。

3. 每日用湿棉签清洁鼻腔。

4. 每日注意观察胃管刻度，防止脱出。

5. 保持口腔清洁，饭后刷牙漱口，养成良好的卫生习惯。

6. 向胃管内注入药物和营养液时必须确认胃管位置。

回家后经胃管注入食物时应注意什么？

1. 每次灌注后要用温开水冲洗胃管，以防止管腔堵塞。

2. 胃管口用纱布包裹后夹住，防止胃内液体流出。

3. 鼻饲期间保持口腔卫生。

4. 灌注液保持38℃左右为宜。灌注量每次不超过200 ml，以免呕吐，灌注间隔时间不能少于2小时。

5. 长期留置胃管者应定期更换胃管，鼻饲用注射器每天清洁消毒一次。

第十六章 微创常规检查注意事项

核磁检查前患者需要做哪些准备？

核磁共振的原理是利用机器产生的强磁场来对身体显像，因此做核磁共振最重要的注意事项是绝对不能携带任何金属品，如果装了假牙、义眼、电子耳、金属节育环之类的带金属成分的物品，需要拆掉后才能做检查。身体内有磁铁类物质，如装有心脏起搏器、动脉瘤等血管手术后、人工瓣膜、重要器官旁有金属异物残留等均不能做检查。在检查前要脱掉自己的衣物、摘掉身上所有的佩件、首饰，换上核磁共振专用的衣服。

B超检查前患者需要做哪些准备？

1. 脾脏、肝脏和肾脏B超前：一般无须特别准备，但最好是空腹进行。

2. 患者如果同时也要做胃肠、胆道X线造影时，超声波检查应在X线造影前进行，或者在上述造影3天后进行。

3. 如需区别病变是否在盆腔，检查前要憋尿，保持膀胱充盈。

4. 腹腔器官检查时，遇腹腔气体过多或有便秘的患者，医生可能嘱检查前日晚上口服缓泻剂，或者在检查前灌肠。

CT检查患者需要做特殊准备吗？

CT检查适用于胸部及肺部良恶性肿瘤和肿瘤样病变、胸部外伤、胸部手术后疗效的评价、气管和支气管内异物的诊断和鉴别诊断。

（1）患者接受检查前应去除身体的金属饰物及体外异物等，消除伪影干扰。

（2）对增强扫描者，按含碘对比剂使用要求进行准备。

（3）检查前4小时禁食。

（4）仰卧位或俯卧位，检查后患者应留观15分钟左右，以观察患者有无迟发型过敏反应。

（5）对婴幼儿、外伤、意识不清及躁动不安的患者，酌情给予镇静剂。

什么是肠镜检查？

肠镜检查是经肛门将肠镜循腔插至肠道的回盲部，从黏膜侧观察结肠病变的检查方法。是目前诊断大肠黏膜病变的最佳选择，它是通过安装于肠镜前端的电子摄像探头，将结肠黏膜的图像传输于电子计算机处理中心，并显示于监视器屏幕上，可观察到大肠黏膜的微小变化。

肠镜检查会不会很痛？

肠镜检查感觉不是很舒服也会感觉痛，检查过程是医生将带摄像头的细管从肛门插入肠道，并在插入后不断往里推进。由于推进中可能在加气扩充肠道以便肠镜进入时，患者此时会有较强的肚子胀的感觉，有时患者紧张，肠道包裹肠镜，向前推进时可能会引起疼痛不适，所以患者进行肠镜检查时要尽量放松，深呼吸，以减轻不适感觉。

肠镜检查前需要做哪些准备？

1. 检查前三天饮食宜清淡，前一天不要吃富含纤维素的蔬菜或水果（如芹菜、韭菜、西红柿、黄瓜、苹果等），检查前需要进行充分的肠道清洁，以便减少检查的难度及确保检查的准确性。

2. 检查当日禁食、并口服导泻剂进行清洁灌肠，使肠道排空。

参考文献

[1]蒋国梁.现代临床肿瘤学[M].上海：上海科学技术文献出版社，2004.

[2]王晓红.高强度聚焦超声治疗肝癌105例[J].浙江中西医结合杂志，2008，18（11）：674-676.

[3]朱辉.高强度聚焦超声治疗乳腺癌[J].中国肿瘤临床，2003，30（6）：381-384.

[4]张宇.高强度聚焦超声及其在胰腺癌中的治疗[J].肿瘤学杂志，2008，14（11）：951-953.

[5]秦月兰，胡金珍，屈梅香.海扶刀治疗原发性肝癌患者的护理[J]，护理研究，2004，18（4）：611-612.

[6]邓凤莲.高强度聚焦超声治疗子宫肌瘤研究现状[J].中华医学超声杂志，2008，10（5）：803-808.

[7]何能斌.骨肉瘤保肢手术治疗进展[J].国际骨科学杂志，2008，29（2）：94-97.

[8]陆宏.高强度聚焦超声治疗晚期胰腺癌的护理[J].临床护理杂志，2011，（5）：42-43.

[9]汪秀年.高强度聚焦超声治疗肿瘤的护理进展[J].临床护理杂志，2008，7（2）：43-44.

[10]张志敏，陆海英，黄俊，等.氩氦靶向冷冻治疗肺癌的护理53例[J].实用护理杂志，2002，18（11）：25.

[11]盛月红，叶志霞.经皮肝穿刺氩氦刀治疗肝癌的护理73例[J].实用护理杂志，2003，19（8）：19.

[12]王洪武，刘静，周一欣，等.氩氦靶向治疗肺癌的基础研究与临床实践[J].海军医学杂志，2003，24（1）：24–28.

[13]李桦，王荣玲，胡周静.射频消融治疗肝癌术后并发症的观察与护理[J].护理学杂志：综合版，2005，（2）：30–32.

[14]李乐之，路潜.外科护理学[M].人民卫生出版社，2012.

[15]郑加生，李宁，袁春旺. CT引导肝肿瘤消融治疗学[M].北京：人民卫生出版社，2011.

[16]李静，王丹.氩氦靶向冷冻治疗肝肿瘤并发症的护理[J].护理学杂志，2005，20（11）：27–28.

[17]盖保华，周洁敏，杨武威，高强度聚焦是超声治疗骨肿瘤的护理[J].中华现代护理杂志，2009，15（15）：1457–1458.

[18] 尤黎明.内科护理学[M].北京：人民卫生出版社，2006.

[19]盖保华，杨武威，李静，等.镇静止痛条件下高强度聚焦超声治疗子宫肌瘤的护理[J].军事医学科学院院刊，2010，34（2）：封3.

[20]杨武威."隐形"的肿瘤杀手—海扶刀的基本常识[M].北京：军事医学科学出版社，2010.